山东体育学院学科专业建设经费支持出版

运动损伤康复的
理论与实践

李永峰　景传博　张　营　王祥宇◎编著

人民体育出版社

图书在版编目（CIP）数据

运动损伤康复的理论与实践 / 李永峰等编著 . -- 北京 : 人民体育出版社 , 2024（2024.11 重印）

ISBN 978-7-5009-6410-0

Ⅰ . ①运… Ⅱ . ①李… Ⅲ . ①运动性疾病—损伤—康复 Ⅳ . ① R873.09

中国国家版本馆 CIP 数据核字 (2023) 第 241005 号

*

人 民 体 育 出 版 社 出 版 发 行

北京明达祥瑞文化传媒有限责任公司印刷

新 华 书 店 经 销

*

710×1000 16 开本 13.5 印张 246 千字

2024 年 5 月第 1 版 2024 年 11 月第 2 次印刷

*

ISBN 978-7-5009-6410-0

定价：71.00 元

社址：北京市东城区体育馆路 8 号（天坛公园东门）

电话：67151482（发行部）　　　　邮编：100061

传真：67151483　　　　　　　　　邮购：67118491

网址：www.psphpress.com

（购买本社图书，如遇有缺损页可与邮购部联系）

FOREWORD
前　言

在我国"健康中国"战略背景下，竞技体育、学校体育和群众体育都得到了快速发展，参加体育活动的人数逐年增加，运动损伤的发生也随之增多。运动损伤的康复直接影响运动者的运动寿命和生活质量。了解运动损伤的一般知识、掌握运动损伤的康复方法，已成为运动员和健身人群应掌握的知识和技能。

本书从定义、损伤原因与机制、症状与体征、评定和康复治疗等方面对人体各部位常见运动损伤进行了介绍，特别对运动康复方法进行了详细描述，注重内容的全面性、知识的先进性和方法的可操作性。本书既可供体育院校运动训练专业的学生使用，也可供运动爱好者参考。

本书的编写离不开山东体育学院运动与健康学院领导的大力支持，在此表示感谢。

本书编写过程中，受编者水平的限制，难免存在一些疏漏之处，敬请读者指正。

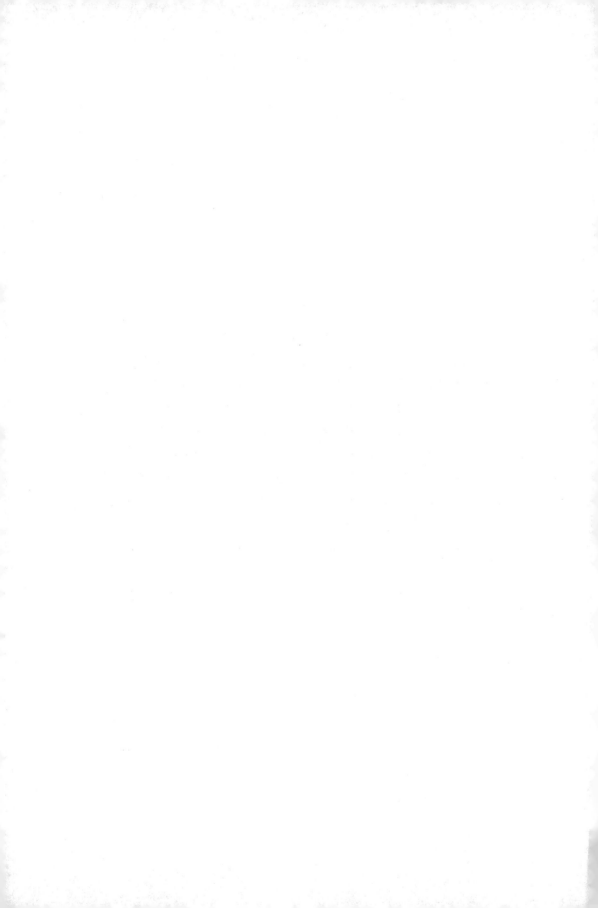

CONTENTS
目　录

第一章
CHAPTER 01

绪 论

　　运动损伤康复是运用康复医学的专业知识和技术改善运动损伤导致的疼痛、结构异常及功能障碍，最大限度地恢复患者的运动功能，帮助其重返运动赛场。它是临床康复的一个分支，研究运动损伤导致功能障碍的原因、评定与治疗方法。

第一节 运动损伤概述

　　运动损伤是指在体育运动中发生的各种损伤。运动损伤不仅影响运动员的比赛成绩，缩短运动寿命，而且还会影响伤者的生理、心理，从而妨碍体育运动的开展。虽然我们可以采取措施预防一些运动损伤的发生，但完全避免是不可能的。一旦发生损伤，我们应该及时的救治，积极进行康复训练，帮助运动员尽早重返赛场。不同类型的运动损伤，其治疗和康复的方法也不同。

一、运动损伤的分类

（一）根据伤后皮肤黏膜的完整性分类

1.开放性损伤

开放性损伤是指伤后皮肤或黏膜的完整性被破坏，有伤口与外界相通，如擦伤、刺伤、裂伤、开放性骨折等。

2.闭合性损伤

闭合性损伤是指伤后皮肤或黏膜的完整性未被破坏，无伤口与外界相通，如肌肉拉伤、挫伤、关节扭伤等。

大多数的运动损伤属于闭合性损伤。

（二）根据损伤的程度分类

1.轻度损伤

轻度损伤症状较轻，经过适当处理能迅速重返运动场，不影响正常的训练和比赛。

2.中度损伤

中度损伤症状较重，虽然日常活动基本不受影响，但不能按照训练计划继续训练和比赛，需减少患部训练负荷或停止患部的训练。

3.重度损伤

重度损伤症状严重，不仅日常活动受到影响，而且还影响训练和比赛，一般需住院治疗。

大多数的运动损伤为轻度损伤。

（三）根据损伤的组织分类

1.软组织损伤

软组织损伤包括皮肤、肌肉、肌腱、腱鞘、韧带、滑囊等损伤。其中发生于肌腱"腱止装置"的微细损伤，是难治的运动损伤之一。

2.关节软骨损伤

关节软骨损伤包括关节软骨、骨骺软骨的损伤及创伤性骨关节病。软骨损伤是一种严重影响运动者运动寿命、运动表现和身体健康的损伤。

3.骨组织损伤

骨组织损伤包括骨折、骨膜炎等。骨折相对较少，主要发生在腕、踝、肘等部位。

4.神经损伤

神经损伤包括中枢神经损伤和周围神经损伤。中枢神经损伤以脑组织慢性微细损伤最为常见。周围神经多因切割、牵拉、挤压而损伤，表现为运动障碍、感觉障碍和自主神经障碍。

5.内脏损伤

运动造成的内脏损伤较少见。

大多数的运动损伤是软组织损伤。

（四）根据损伤的病程分类

1.急性损伤

急性损伤是指一瞬间遭到直接暴力或间接暴力造成的损伤，如肌肉拉伤、挫伤等。

2.慢性损伤

慢性损伤是指局部过度负荷，多次微细损伤积累而成的损伤，或由于急性损伤处理不当转化来的陈旧性损伤，如腰肌劳损、髌骨软化症等。

大多数的运动损伤是慢性损伤。

（五）根据损伤与运动技术和训练的关系分类

1.运动技术伤

运动技术伤与运动技术及运动项目密切相关，如网球肘、投掷肩、篮球膝、足球踝等。

2.非运动技术伤

非运动技术伤与运动技术及运动项目无关，多数为意外损伤。

大多数的运动损伤是运动技术伤。

二、运动损伤的原因

（一）准备活动不合理

1.准备活动不足

未做准备活动或准备活动不充分，肌肉韧带的力量和伸展能力不足，容易发生运动损伤。

2.准备活动过度

准备活动量过大或时间过长，会使机体提前出现疲劳，正式比赛或训练时容易发生动作失误，造成运动损伤。

3.准备活动内容安排不当

准备活动的内容不能与专项内容良好结合或缺乏专项准备活动，相应的肌肉或韧带的工作能力未得到提升，从而引起运动损伤。

（二）训练水平不足

身体基本素质、专业技术能力、战略战术、心理素质的不足均与运动损伤的发生密切相关。身体力量素质不良时，关节的稳定性不足，容易导致损伤；专项动作掌握不好，极易违反身体的生物力学原理，易发生损伤；战略战术训练不足，如赛车比赛时超越地点选择不合理会造成损伤；运动员缺乏勇敢顽强、坚毅果断的品质，也容易导致损伤。

（三）训练和比赛组织不当

运动训练应当遵循竞技需要、系统控制、周期安排、区别对待、适宜负荷、适时恢复、有效控制等原则，科学进行训练。不重视或缺乏医务监督、比赛场次密度过高、临时改变比赛日期、比赛路线选择不当，均容易引起运动损伤。

（四）对运动损伤预防的认识不足

运动员、教练员或体育运动组织者缺乏运动损伤的基本知识，平时不注意对

运动参加者进行安全教育，在训练比赛中缺乏有效预防措施，发生损伤后未认真
分析，均容易导致运动损伤的发生。

第二节 运动损伤的生物学基础

正确理解和掌握运动系统不同组织的结构、功能、分类和病理，有助于帮助
我们了解运动损伤的发生发展规律，从而把握运动损伤治疗和康复的原则。

一、骨骼肌

（一）骨骼肌的结构与功能

骨骼肌由肌腹、肌腱、毛细血管和神经构成，肌腹由许多平行排列的骨骼
肌纤维（肌细胞）组成。每条肌纤维的外面包有一层含丰富毛细血管的肌内膜，
100～150条肌纤维集合成肌束，肌束外包有肌束膜，若干肌束组成整块肌腹，
肌腹外包有肌外膜，肌纤维通过兴奋—收缩耦联机制，肌丝滑动，从而产生骨骼
肌的收缩（图1-1）。肌腱主要由平行致密的胶原纤维束组成，位于肌腹的两端，
肌腱无收缩性。肌腹内分布有运动神经末梢，肌腹和肌腱中均有感觉神经末梢。
在大小肌束间有血管和淋巴管等。

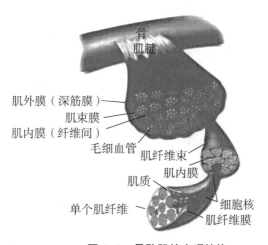

图1-1 骨骼肌的宏观结构

（引自：McArdle WD, Katch FI, Katch VL. Essentials of Exercise Physiology, 2nd ed, Baltimore:
Lippincott Wilkins,2000）

骨骼肌的功能是通过收缩和舒张使它附着的骨骼运动，从而使人体的运动得以产生，姿势得以维持。

（二）骨骼肌损伤的分类与病理

骨骼肌损伤分为急性损伤和慢性损伤两类。

骨骼肌急性损伤：伤后 24～48 小时，局部出现出血、水肿、肌纤维坏死、大量的炎性细胞聚集等炎症反应。损伤 48 小时之后，炎性细胞中的吞噬细胞清除坏死的肌纤维，肌纤维的再生细胞被激活，增殖后形成肌管。同时发生肌内膜成纤维细胞的增殖，出现新生的毛细血管与肉芽组织。损伤 7 天之后，水肿与炎性反应逐渐减轻，肌纤维继续再生，肌内膜进一步纤维化，瘢痕组织逐步形成。

骨骼肌慢性损伤：其病理变化包括颗粒变性、盘状变性、玻璃样变性等。肌质内出现细微颗粒，即为颗粒变性。部分肌纤维出现 Z 线断裂，称为盘状变性。

二、韧带

（一）韧带的结构与功能

韧带是由致密纤维结缔组织构成的纤维结构，一般约 90% 为胶原纤维，其余为弹性纤维。韧带弹性纤维含量越多，其弹性越强。

韧带的功能是限制关节运动并维持关节的稳定性。也有特例，如股骨头圆韧带的主要功能是营养股骨头。部分韧带根据纤维的走行方向分为两束或更多，如前交叉韧带可分为前内束和后外束，肘关节尺侧副韧带可分为前束、后束和横束。

（二）韧带损伤后的病理

韧带损伤后的病理过程分为出血期、炎症期、修复期和重塑期。韧带损伤后，毛细血管破裂出血，血凝块填充于韧带断端。此后，单核细胞移至创伤部位，将血凝块变为肉芽组织并吞噬坏死组织，大量成纤维细胞向血凝块浸润。之后新的胶原纤维网络逐渐取代肉芽组织，炎症逐渐消退，新生血管逐渐形成。胶原逐渐沿着韧带的长轴排列，胶原基质日益成熟。与正常韧带相比，愈合后的韧带，其胶原纤维数量更多，更致密，但较紊乱。愈合韧带的异常"卷曲"和胶原的紊乱排列会持续一年以上，其功能很难恢复到损伤前的水平。

三、关节软骨

（一）关节软骨的结构与功能

软骨由软骨细胞与软骨基质组成。软骨细胞具有合成胶原及蛋白多糖的功能，软骨基质主要由水、大分子胶原蛋白和蛋白多糖组成。胶原蛋白形成拱形网架，维持软骨的构形，赋予组织一定的抗张强度。蛋白多糖被胶原网架包绕，带有大量负电荷，能够稳定软骨基质，吸收水分，使软骨体积膨胀产生膨胀压，当软骨受压时，水分能从胶原间隙挤压出去，压力解除后可重新吸进来。软骨细胞被周围软骨基质包裹，各层软骨细胞形态不同，在正常力学刺激下软骨细胞自身发生变化以适应周围环境改变。关节软骨无血管、无淋巴、无神经，关节软骨损伤后难以自行修复。

根据基质内纤维的成分和含量不同，软骨可分为关节软骨、纤维软骨和弹性软骨（图1-2）。关节软骨为透明软骨，是一种特殊的结缔组织，是结缔组织中唯一仅靠弥散作用获取营养的一种组织，具有均匀传递载荷、扩大关节负重面积、减少应力接触、缓冲震荡等作用。

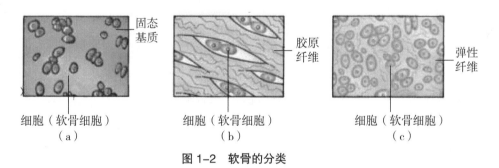

固态基质

胶原纤维

弹性纤维

细胞（软骨细胞）   细胞（软骨细胞）   细胞（软骨细胞）
（a）   （b）   （c）

图1-2 软骨的分类

（引自：布拉德·沃克.运动损伤解剖学[M].罗冬梅、刘晔，译.北京：北京体育大学出版社，2013）

（二）关节软骨损伤的分类与病理

根据病程长短，关节软骨损伤可分为急性损伤与慢性损伤。

关节软骨遭受异常压力时，软骨表面的薄壳结构、胶原的网状拱形结构被破坏，软骨细胞损伤坏死，失去分泌软骨基质的能力；软骨损伤时，胶原暴露，引发免疫反应和滑膜炎症；软骨下骨的应力集中，会发生硬化囊性变和骨赘增生。关节软骨损伤后若不能及时修复，会导致骨性关节炎。

关节软骨表层损伤后，通过表层软骨细胞增殖或干细胞分化为软骨细胞，合成分泌软骨周围基质成分而完全修复；缺损深度未达软骨下骨，损伤边缘软骨细胞坏死为无法修复的损伤；深达软骨下骨或髓腔的全层软骨损伤，源于软骨下骨的骨髓未分化间充质干细胞进入损伤区域，分化为软骨细胞并分泌周围基质成分形成新生肉芽组织，进而形成纤维软骨，实现软骨自我替代修复。

四、肌腱末端

（一）肌腱末端的结构与功能

肌腱末端是指肌腱或韧带的止点，又称为腱止装置或末端装置。肌腱末端结构由浅到深分别由波浪状的腱纤维、纤维软骨层、潮线、钙化软骨层和骨组织构成。这种由不同组织按特殊方式相连接的组织结构保证了腱止点的强度，有利于力量的传递。

（二）肌腱末端的病理

以髌腱末端病为例，损伤部位腱与腱周由于脂肪组织浸润变黄，失去光泽，有血管侵入，腱的波浪状纤维排列消失，发生玻璃样变、纤维样变及纤维断裂；腱内出现软骨岛或骨岛，血管周围有小圆细胞浸润；肌腱周围组织水肿、血管扩张、毛细血管硬化，腱周组织与腱紧密粘连；纤维软骨层有血管侵入，有的出现软骨团或透明软骨样变性；钙化软骨层出现潮线增厚，形状不规则，甚至出现镜下撕脱骨折；骨组织可发生髓腔纤维化。

五、骨骼

（一）骨骼的结构与功能

骨也称骨组织，是一种由胶原纤维和矿物质所组成的支持结缔组织，它的结构包括骨膜、骨质和骨髓。骨膜由纤维结缔组织构成，含有丰富的神经和血管，对骨的营养、再生和感觉有重要作用。骨质分为骨密质和骨松质。骨髓为填充于骨髓腔和骨松质间隙的软组织。

骨具有支持体重、保护内脏、维持身体姿势、传递肌肉产生的力和造血的功能。骨有良好的抗压强度和较好的弹性，但其抗拉应力及剪切应力的强度较低。

（二）骨折的愈合

1.血肿形成期

骨折后，骨膜及附近软组织血管破裂出血，填充在骨折断端及周围，形成血肿。

2.纤维骨痂形成期

骨折后 2～3 天，从骨内膜及骨外膜增生的含骨母细胞的肉芽组织长入血肿，肉芽组织代替血肿，形成纤维性骨痂，将断端连接在一起。

3.骨痂形成期

2～3 周后，骨母细胞合成和分泌骨基质沉积于细胞之间，形成类骨组织，骨母细胞发育成熟成为骨细胞，骨基质钙化，形成骨性骨痂。此时，已有支持负重功能，但骨小梁排列较疏松，比正常骨脆弱。

4.骨痂改建期

4～8 周后，骨性骨痂发生改建，多余的骨痂逐渐被吸收，不足部分长出新的骨痂，骨密度增加，骨小梁逐渐恢复正常的排列方向，骨髓腔重新贯通。

六、神经

（一）神经元的基本结构与功能

神经元即神经细胞，是构成神经系统的结构和功能的基本单位。神经元由胞体和突起两部分组成。突起分为树突和轴突，一个神经元可有一个或多个树突，但一般只有一个轴突。轴突和感觉神经元的长树突二者统称为轴索，轴索外面包有髓鞘或神经膜，称为神经纤维。神经纤维分为有髓神经纤维和无髓神经纤维。神经元的主要功能是接收刺激和传递信息。有些神经元除能接收传入信息外，还能分泌激素，将神经信号转变为体液信号。

（二）周围神经损伤的原因

周围神经损伤是指周围神经干或其分支受到直接或间接力量的作用而发生的损伤。周围神经容易因为重复性运动受到卡压，如自行车运动员会因骑车时间过长使会阴神经受到卡压。周围神经损伤在运动员中并不少见，但因发病缓慢，常常不被运动员和教练员注意，并被误认为是肌肉疲劳。

（三）周围神经损伤的病理

① 沃勒变性：神经轴突因外伤断裂后，其远端的神经纤维的顺序发生变化。
② 轴突变性：通常从轴突的最远端开始，向近端发展。
③ 神经元变性：神经元胞体变性坏死，并继发其轴突在短期内变性、解体。
④ 节段性脱髓鞘：神经纤维全长上出现不规则分布的、长短不等的节段性髓鞘破坏，而轴突相对保持完整，吞噬细胞与增殖的施万细胞吞噬髓鞘碎片。

（四）周围神经损伤的分类

① 单一神经病变：只有一条周围神经受损。
② 多灶性神经病变：多于一条周围神经在同侧受损。
③ 多发性神经病变：两条或以上神经在两侧同时受损。
④ 多神经根神经病变：多个神经根病变加上多发性神经病变。
⑤ 神经丛病变：神经丛受损。
⑥ 神经根病变：神经根受损。

第三节 运动损伤的康复评定

"没有评定，就没有康复"，评定是康复治疗的基础，康复评定贯穿于康复治疗的全过程。通过康复评定，确定功能障碍的种类和程度，发现功能障碍的原因，指导制订康复治疗计划。

一、一般检查

运动损伤的一般检查主要包括视诊和触诊两部分内容。

（一）视诊

观察局部皮肤色泽、肿胀、淤血、畸形、萎缩、突起、凹陷、异常活动等情况。准确描述畸形、肿胀，以及肿块的部位、性质、形状、大小等，要进行双侧对比。视诊应在独立的检查室中进行，尽可能暴露检查部位。在站立姿势下进行姿势评估，观察不对称的情况，判断是否与症状相关。注意观察患者在无意中的步态和异常姿势。先局部，后整个肢体和健肢，再全身。

（二）触诊

1.压痛点

压痛最明显的部位往往是损伤最严重的部位，因此压痛点的准确定位对损伤的诊断非常重要。检查压痛点要用拇指按压，由远到近，力量要由轻到重，要准确找到压痛点的位置。

2.肿块与包块

检查肿块与包块的边界、大小、硬度、数目，以及患处与周围组织的关系、有无波动感等。

3.皮肤

检查伤处皮肤的温度、弹性、硬度、瘢痕、有无粘连、出汗情况等。

4.异常感觉

如皮下捻发音、骨擦感、关节错动等。

二、关节活动度的测量

在正常情况下，关节保持着各自特有的形态和运动功能，不同的关节其范围也不同。准确测量关节活动范围是肌肉骨骼康复的必要程序。

（一）概念

关节活动度（ROM）或关节活动范围指关节运动时所通过的运动弧或转动的

角度。关节活动度分为主动关节活动度（AROM）和被动关节活动度（PROM）。影响关节活动度的生理因素有：拮抗肌的肌张力、软组织相接触、关节的韧带张力、关节周围组织的弹性情况和骨组织的限制；影响关节活动度的病理因素有：关节周围软组织挛缩、神经性肌肉挛缩、粘连组织的形成、关节内异物、关节疾患、疼痛/保护性肌痉挛和关节长时间制动。

关节活动度的检查主要是通过判断和测量关节活动范围的异常情况，寻找关节活动异常的原因；关节主动活动度检查时，要有逐一检查关节的基本运动平面；关节被动活动度检查时，要重点检查关节出现疼痛的位置、被动活动时关节疼痛程度的变化及关节活动的终末感觉。

（二）测量方法

1. 测量方式

关节活动度常用的测量用具有量角器、电子角度计、皮尺等。使用量角器测量关节活动范围时，确定关节活动的起点十分重要。通常对所有关节来说，0度位就是开始位置。对大多数的运动来说，解剖位就是开始位，180度是重叠在发生运动的人体一个平面上的半圆。关节的运动轴心就是这个半圆或运动弧的轴心，所有关节运动均是在0度开始并向180度方向增加。这是临床上最为普遍的测量方式。

2. 评定分析及测量注意事项

正常关节有一定的活动方向与范围，不同的关节有不同的活动方向与范围。同一关节的活动范围可因年龄、性别、职业等因素而异，因此，各关节活动范围的正常值只是平均值的近似值。大于或小于关节活动范围的正常值，尤其是与健侧相比存在差别时，应认为是异常。

正常情况下，关节的主动活动范围要小于被动活动范围。当关节有被动活动受限时，其主动活动受限的程度一定会更大。关节被动活动正常而主动活动不能者，常为神经麻痹或肌肉、肌腱断裂所致。关节主动活动与被动活动均部分受限者为关节僵硬，主要为关节内粘连、肌肉挛缩、皮肤瘢痕及关节长时间固定等所致。关节主动活动与被动活动均不能者为关节强直，提示构成关节的骨骼之间已有骨性或牢固的纤维连接。

三、肌力的评定

肌力的评定是肌肉骨骼康复评定的重要内容，肌力评定也是物理治疗师必须掌握的技能之一。

（一）概念

肌力是指在肌肉骨骼系统负荷的情况下，肌肉为维持姿势、启动或控制运动而产生一定张力的能力。肌力的大小一般以肌肉最大兴奋时所能负荷的重量来表示。影响肌力大小的因素有：肌肉的生理横断面、肌肉的初长度、运动单位的募集率和神经冲动发放频率、肌纤维的类型、肌肉收缩的类型、年龄及性别等。

（二）方法

1.徒手肌力检查

徒手肌力检查（MMT）是通过被检查者自身重力和检查者用手施加阻力而产生的主动运动来评定肌肉或肌群的力量和功能的方法。徒手肌力检查是用来评定由于疾病、外伤、废用等原因导致的肌力低下程度的主要方法，其优点是无须特殊的测试仪器，不受地点、条件、场所的限制，其缺点是不能精确地检查出肌力的具体数值。

2.利用器械测试肌力

利用器械测试肌力适用于三级以上肌力的检查，可以获得较精确的定量资料。

① 测定握力和捏力。通常使用握力计和捏力计。测试前需将把手调至适当宽度，测试时受试者上肢体侧下垂，肘伸直。手持握力计或捏力计全程握紧，测定3次，取平均值。

② 测定四肢肌力。通常使用手提测力计。受测者全力牵拉测力计一端，另一端由测试者用力固定。测定3次，取平均值。

③ 测定背伸力。通常使用拉力计。被测者双膝伸直，将把手调至齐膝高，双手紧握把手，然后尽力伸腰上拉把手。测定3次，取平均值。

④ 等速肌力测试。等速肌力检查是指某肌群做等速运动时，测定并记录分

析其各种力学参数，能较完整精确地同时完成一组拮抗肌的测试，已被认为是肌肉功能评价及肌肉力学特性研究的最佳方式。等速肌力测试应用范围较广，其缺点是不能测定手足部的肌肉，不能测定3级以下的肌力，仪器昂贵，测试较费时。

四、疼痛的评定

疼痛是临床上最常见的症状之一，也是运动损伤康复科就诊者的常见症状。疼痛评定的目的是：确定疼痛特征，寻找疼痛与解剖结构之间的联系；评定疼痛对运动功能和日常生活活动能力的影响；为制订康复治疗方案提供依据；判断康复治疗效果。

（一）45区体表面积评分法

45区体表面积评分法可以量化疼痛区域的大小、评定疼痛部位的改变，还可以评定疼痛强度和性质。适用于疼痛范围相对较广的患者，如急慢性颈肩腰背痛及四肢痛等。

（二）目测类比量表法

目测类比量表法又称视觉模拟量表法（VAS），是目前最常用的疼痛强度评定方法。在白纸上画一条10厘米长的直线（可为横线或竖线），按毫米画格，两端分别表示"无痛"（0）和"极痛"（100）。受试者根据其感受程度，用笔在直线上画出与其疼痛强度相符合的某点，从"无痛"端至记号之间的距离即为痛觉评分分数。一般重复2次，取平均值。目测类比量表法也可采用游动标尺进行评定。如在线上的两端分别标上"疼痛无缓解"和"疼痛完全缓解"，则成为评定疼痛缓解的VAS，用于评价疼痛的缓解情况。

（三）综合疼痛评分法

常采用多因素疼痛调查问卷评分法，较为常用的是McGill疼痛问卷（MPQ）。适用于需要对疼痛特性进行评定的患者，以及存在疼痛心理问题的患者。

五、特殊检查

特殊检查包括诱发试验、特定张力试验、特殊运动试验等。通过特殊的关节功能检查可明确伤病诊断，有助于康复训练方案的制订。

（一）颈部

1. 椎间孔挤压试验

患者坐位，检查者立于患者后方，将患者的头偏向患侧，观察是否能诱发神经刺激症状，然后检查者将手放在患者头顶，缓慢、垂直向下施加压力，观察是否能诱发神经刺激症或使原有的神经刺激症状加重。患者头部偏向侧从肩部到上肢出现神经放射痛为阳性反应，提示神经根型颈椎病。

2. 颈椎分离试验

患者坐位，检查者立于患者后方，双手分别从两侧托患者下颌及枕部，双肘固定患者双肩，缓慢、垂直向上施加牵引力。患者的症状减轻或消失为阳性反应，提示神经根型颈椎病。

3. 臂丛神经牵拉试验

患者坐位，头偏向健侧，检查者立于患者后方，一手抵住患侧颈部，一手握住患侧手腕部，将肩关节置于外展位，肘关节伸直，前臂旋前，腕关节屈曲，手指屈曲，做对向牵拉。在牵拉过程中，患侧手臂出现疼痛或麻木，或原有疼痛、麻木症状加重为阳性反应，提示臂丛神经存在卡压现象。

4. 椎动脉扭转试验

患者仰卧位，头伸出治疗床外。检查者坐于患者头侧，用双手托住患者头部后，被动使患者完成颈部后伸，向一侧侧屈，并向同侧旋转约30度，保持约30秒。患者出现眩晕和（或）眼球震颤为阳性反应，提示椎动脉型颈椎病。

（二）肩部

1. 杜加斯征试验

患者将手放在对侧肩上，若肘不能贴胸壁，为杜加斯征阳性，提示肩关节前脱位。

2.痛弧试验

患者坐位，检查者立于患者后方。患者主动或被动使上臂外展上举时，60度内不痛，60～120度的弧度内疼痛，超过120度疼痛减轻或消失；再将上臂从原路放下，在120～60度的弧度内又出现疼痛为阳性反应，提示肩袖损伤（图1-3）。

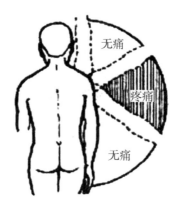

图1-3 痛弧试验

（引自：王安利.运动医学［M］.北京：人民体育出版社，2008）

3.卡拉威试验

用软尺从肩峰处绕过腋下，测量其周径，并与对侧比较。周径增大为阳性反应，提示肩关节脱位。

4.直尺试验

方法一：以直尺置于上臂外侧，一端贴紧肱骨外上髁，上端贴于大结节为正常。上端不能靠近大结节，反而靠近或贴及肩峰时为阳性反应，提示肱骨头向内脱位或肩关节脱位或肩胛骨颈部骨折。

方法二：以直尺置于小指及肱骨外髁，尺骨茎突不能接触直尺为正常。若尺骨茎突能接触直尺为阳性反应，提示桡骨远端骨折。

5.肩关节空罐试验

患者坐位，检查者立于患者后面。患者肩关节水平内收约30度，外展90度，并内旋，以拇指朝上为指示，检查者于腕关节处施加阻力，要求患者对抗阻力上抬。患者出现疼痛或无力感为阳性反应,提示冈上肌损伤。

6. 肩关节满罐试验

患者坐位,检查者立于患者后面。患者肩关节水平内收约30度,外展90度,并外旋,以拇指朝向地面为指示,检查者于腕关节处施加阻力,要求患者对抗阻力上抬。患者出现疼痛或无力感为阳性反应,提示肩袖肌腱损伤。

7. 坠臂试验

患者坐位,检查者立于患者患侧,握住患者手腕部,将肩关节外展至90度,将手移开,要求患者在控制下缓慢地将手臂置于体旁。患者无法控制手臂下落的速度为阳性反应,提示冈上肌损伤。

8. 撞击试验

患者坐位患肩前屈90度,肘屈曲,前臂旋前。检查者一手稳定患者的肘关节,另一手在前臂施加向下的力使肩关节产生内旋。关节出现响动和疼痛为阳性反应,提示肩峰下撞击综合征。

9. 肩关节外旋不足试验

患者坐位,患侧肘关节屈曲90度。检查者立于患者后方,将患者患侧上肢被动放置于外展90度,极度外旋位,并要求患者保持该体位。患者上肢无法保持该体位,撤去外力后,上臂迅速下坠并内旋为阳性反应,提示冈下肌或小圆肌损伤。

10. 惊惧试验

患者仰卧位,肩关节置于治疗床边。检查者一手置于患肘下方稳定患肢,另一手握腕部。肩外展90度,肘屈90度。缓慢在手腕处施加向下的力,使肩外旋,尽量达到活动末端。患者面部表情惊恐为阳性反应,提示肩关节不稳。

(三)上肢

1. 抗阻屈腕试验

患者坐位,患侧主动握拳,前臂旋后。检查者立于患者侧方,一手支撑患者前臂并触及患者肱骨内上髁处，另一手从掌侧握住患者的手，在掌侧施加阻力，要求患者抵抗阻力完成屈腕。然后使患者前臂被动旋前，同时伸展肘关节和腕关节。患者出现肱骨内上髁局部疼痛为阳性反应，提示肱骨内上髁炎。

2.抗阻伸腕试验

患者坐位，患侧主动握拳，前臂旋前。检查者立于患者侧方，一手握患者肘关节，拇指触及患者肱骨外上髁处，另一手握住患者的手背，在背侧施加阻力，要求患者抵抗阻力完成腕背伸且向桡侧偏。患者出现肱骨外上髁局部疼痛为阳性反应，提示肱骨外上髁炎。

3.肘关节外翻应力试验

患者坐位，患肢放松。检查者立于患者侧方，一手固定肘关节外侧，另一手向其前臂施加外翻应力。分别在肘关节伸展和屈曲90度下进行（伸展时侧重检查前束，屈曲时侧重检查后束）。患者肘内侧出现疼痛为阳性反应，提示肘内侧副韧带损伤。

4.肘关节内翻应力试验

患者坐位，患肢放松，肘关节屈曲20～30度。检查者立于患者侧方，一手固定肘关节内侧，另一手向其前臂施加内翻的应力。患者肘外侧出现疼痛为阳性反应，提示肘外侧副韧带损伤。

5.握拳尺偏试验

患者坐位，肘关节自然屈曲，前臂中立位放松，将拇指握在掌心成拳。检查者立于患者侧方，一手稳定患者前臂，将患者腕关节尺偏，此过程始终保持拇指位于掌心内。桡骨茎突处出现疼痛为阳性反应，提示桡骨茎突腱鞘炎。

6.屈腕试验

患者坐位，腕自然下垂持续1～2分钟。检查者立于患者侧方，双手拇指用力压迫正中神经。手掌麻木加重，疼痛加剧并放射至示、中指为阳性反应，提示腕管综合征。

7.腕三角软骨挤压试验

患者坐位，屈腕90度，掌心向下。检查者立于患者侧方，一手握住前下端，另一手握住手掌部，使患手向尺侧被动偏斜，然后伸屈腕关节，使尺腕部发生挤压和研磨。疼痛加重为阳性反应，提示腕三角软骨损伤。

（四）髋部

1."4"字试验

患者仰卧位，下肢伸展放松。检查者立于患侧，一手握住患者膝关节，另一手握住踝关节，将髋关节摆放至屈曲、外展、外旋位，刚好在对侧膝关节髌骨上缘。在患侧膝向下施加压力使髋关节进一步外旋。患者腹股沟区域或臀区出现疼痛为阳性反应，提示髋关节或骶髂关节病变。若未施加向下压力前，发现患侧膝关节无法与桌面平行，说明髂腰肌过度紧张。

2.屈曲内收内旋试验

患者仰卧位，下肢伸展放松。检查者立于健侧，一手握住患侧膝关节，另一手握住患侧踝关节，将患侧髋关节被动置于屈曲、内收、内旋位。患者出现疼痛和（或）关节响动为阳性反应，提示髋关节前上方撞击综合征或髂腰肌肌腱炎。

3.梨状肌紧张试验

患者仰卧位，患侧下肢伸直，检查者被动使患者下肢内收、内旋。坐骨神经区域疼痛，再将患者下肢外旋，疼痛缓解，为阳性反应，提示梨状肌过度紧张。

4.髂胫束紧张试验

患者健侧卧位，髋膝微屈。检查者一手固定患者骨盆，另一手使患膝屈90度，向后方牵引使髋完全伸直，患肢与躯干处于同一直线。撤除患者膝关节部分的支持，并观察患者下肢的姿态。患者下肢仍保持外展，未因重力下垂为阳性反应，提示髂胫束过度紧张。

5.托马斯试验

患者仰卧位，下肢伸展放松。检查者立于患侧，一手握住患侧踝关节，另一手握住患侧膝关节，被动屈曲患者髋关节，使膝关节尽可能贴近胸部，或嘱患者双手抱健侧膝贴近胸部。患侧的髋膝关节出现屈曲为阳性反应，提示屈髋肌短缩。

（五）下肢

1.膝关节外翻应力试验

患者仰卧位，下肢伸展放松。检查者立于患侧，一手握住患者踝关节内侧，另一手握住患者膝关节外侧。在膝关节外侧施加外翻应力（向内侧推膝关节）。膝关节内侧出现疼痛或关节间隙增加为阳性反应，提示膝内侧副韧带损伤。

2.膝关节内翻应力试验

患者仰卧位，下肢伸展放松。检查者立于患侧，一手握住患者踝关节外侧，另一手握住患者膝关节内侧。在膝关节外侧施加内翻应力（向外侧推膝关节）。膝关节外侧出现疼痛或关节间隙增加为阳性反应，提示膝外侧副韧带损伤。

3.麦氏试验

患者俯卧位，下肢伸展放松。检查者立于患侧，一手握住患者足跟，另一手置于患者膝关节前部。先将关节屈曲到最大限度外旋、外展小腿，然后缓慢伸膝，检查内侧半月板；若小腿内收、内旋，可检查外侧半月板。出现疼痛、卡压感、研磨感为阳性反应，提示半月板损伤。

4.研磨加压及分离试验

患者俯卧位，患侧膝关节屈曲90度。检查者立于患侧，双手握住患者踝关节，检查者的膝关节固定大腿。两手握住患侧小腿向下挤压膝关节，再向外侧或内侧旋转，再向上提拉小腿并旋转。在加压旋转过程中出现疼痛、弹响和旋转受限为阳性反应，提示半月板损伤；在分离旋转过程更加疼痛也为阳性反应，提示韧带损伤。

5.抽屉试验

患者仰卧位，屈髋 45 度，屈膝 90 度，小腿呈中立位，足平放在床上。检查者臀部压住患者足背使其固定，双手抱住患者小腿上端做向前拉或向后推的动作。若可向前拉出，即为前交叉韧带断裂；若胫骨可向后推出，即为后交叉韧带断裂。

6.浮髌试验

患者仰卧位，下肢伸展放松。检查者立于健侧，一手挤压髌上囊，使关节液积聚于髌骨后方，另一手食指轻压髌骨，如有浮动感觉，即能感到髌骨碰撞股骨髁的碰击声；松压则髌骨又浮起，则为阳性反应，提示关节有积液。

7.踝关节强迫内翻试验

患者俯卧位，下肢伸展放松，踝关节伸出治疗床。检查者立于患侧，将患侧踝关节维持在中立位，一手握住患者足跟，另一手固定小腿远端，然后施加内翻应力。患者跟腓韧带处出现疼痛、不适，关节间隙出现开口感为阳性反应，提示跟腓韧带损伤。

8.踝关节前抽屉试验

患者仰卧位，患侧屈髋屈膝。检查者立于患侧，一手稳定住胫骨与腓骨远端，另一手握住患者距骨前方，在踝关节跖屈 20 度的体位下，使距骨向前抽动。距骨向前移动幅度增加为阳性反应，提示距腓韧带损伤。

9.小腿三头肌挤压试验

患者俯卧位，下肢伸展放松。检查者立于患侧，用手挤压小腿三头肌。小腿三头肌在受到挤压的过程中，踝关节无法产生跖屈活动为阳性反应，提示跟腱断裂。

第四节　运动损伤的康复治疗

运动损伤的康复是在康复评定的基础上，制订康复目标，通过各种手段减轻疼痛和改善各种功能障碍，最终回归生活，重返赛场。

一、运动损伤的康复原则

（一）早期康复原则

运动损伤的康复从临床处理的早期就应该介入，康复师应该参与临床治疗计划的制订。需要手术治疗的运动损伤，术后康复的早期介入能有效避免许多并发症的发生，提高手术效果。精湛的手术只是运动损伤治疗的第一步，功能恢复才是骨科治疗的最终目标。若不重视术后康复，手术的价值将大打折扣。

（二）持之以恒原则

一次足够强度的运动效应仅能维持 2～3 天。所以维持运动效应的唯一方式就是持续不断地进行运动。

（三）循序渐进原则

运动训练是一个机体逐渐适应的过程。运动训练的效果需要长期积累才能显现出来。运动训练的方法具有一定的技术要求，患者需要一个学习过程。

（四）综合康复原则

康复的早期以被动的、局部的方法为主；中期被动与主动并重、局部与全身兼顾；后期以主动的、全身的方法为主。运动康复训练既要有力量训练和关节活动度训练，又要有平衡协调和心肺耐力训练。

（五）个性化原则

运动损伤的康复要根据损伤的性质、程度、部位及全身功能等具体情况制订个性化的康复方案。要在全面功能评定的基础上设立康复目标，无评定不康复。要根据康复的不同阶段选择合理的治疗方法。

二、运动损伤的康复方法

（一）物理因子疗法

1.低频脉冲电疗法

低频脉冲电作用于人体，对周围神经系统和中枢神经系统有刺激、镇痛、促进血液循环的作用。适用于软组织扭挫伤、关节痛、神经痛、周围神经麻痹等。

2.中频电疗法

中频电作用于人体，对神经肌肉有兴奋、镇痛、促进血液循环、消炎及软化瘢痕的作用。适用于关节僵硬、瘢痕、术后粘连、术后尿潴留、腰肌劳损及各种神经损伤。

3.直流电离子药物导入法

直流电离子药物导入法具有消肿止痛、松解粘连、软化瘢痕、提高神经肌肉的兴奋性、促进骨折愈合的作用。适用于软组织损伤、骨关节炎、瘢痕挛缩、神经性疼痛、关节扭挫伤、肱骨外上髁炎、肩关节损伤等。

4.超短波疗法

超短波是一种机械弹性振动波，以机械振动作用于人体，把机械能转化为热能。其作用有：促进血液循环，增强组织营养和代谢，加速炎症渗出液的吸收和致痛化学物质的清除；增强皮肤组织的免疫应答能力，提高机体免疫机能；降低疼痛感受器的兴奋性，阻断或缓解病理性神经冲动的传导；促进结缔组织增生和组织创面愈合。适用于软组织扭挫伤、肌筋膜炎、肱骨外上髁炎、骨折愈合缓慢、周围神经损伤、骨性关节炎等。

5.石蜡疗法

医用石蜡的熔点为 52～55 摄氏度，常温下是固态，具有可塑性、黏稠性和延展性。石蜡疗法具有消炎止痛、使皮肤保持柔软和弹性、控制瘢痕增长及解痉止痛的作用，具有导热系数小、散热慢和治疗时间较持久的特点。适用于类风湿关节炎、骨性关节炎、肩周炎、关节挛缩、骨折后肿胀与功能障碍、肌肉劳损、扭伤等。

6. 超声疗法

超声疗法具有镇痛、缓解痉挛、软化和消除瘢痕、松解粘连、加速局部血液循环、增强细胞的通透性、促进水肿吸收、加速组织生长、促进骨生长、加速骨折修复等作用。适用于关节挛缩、神经炎、神经痛、软组织损伤、血肿、腱鞘炎、滑囊炎等。

7. 磁疗法

磁疗法具有镇痛解痉、消肿消炎、软化瘢痕等作用。适用于软组织扭挫伤、跟骨骨刺、骨折愈合缓慢、关节炎与关节损伤、肱骨外上髁炎、神经痛等。

8. 红外线疗法

红外线疗法是利用红外线辐射热的温热疗法。具有减轻疼痛、消炎、消肿、缓解肌肉痉挛、促进组织再生等作用。

9. 微波疗法

微波疗法能促进血液循环，增强新陈代谢，改善局部的营养状态，具有镇痛、消炎、消肿、解痉的作用。适用于腰肌劳损、颈椎病、扭伤、肩周炎、关节炎等。

10. 水疗

水疗是利用水的温度、水静压、浮力和水中所含的化学成分，以不同的方式作用于人体，从而起到治疗作用的一种治疗方法。

（二）运动疗法

运动疗法是以徒手或器械进行运动训练来治疗伤、病、残患者，以恢复或改善功能障碍的方法，是物理治疗的主要部分。

① 根据肌肉在运动中长度的变化，可分为等长收缩、向心收缩和离心收缩等。

② 根据运动中是否借助外力，可分为被动活动、主动辅助活动、主动活动、牵张运动、悬吊等。

③ 根据运动目的不同，可分为肌力训练、关节活动范围训练、本体感觉训练等。

④根据技术不同，可分为常规运动疗法、神经发育学疗法、运动再学习等。

（三）中医疗法

1.针灸

针灸是针法和灸法的总称。针法是在中医理论的指导下把针具（通常指毫针）按照一定的角度刺入患者体内，运用捻转与提插等针刺手法刺激人体腧穴，从而达到治疗疾病的目的。灸法是以预制的灸炷或灸条在体表一定的穴位上烧灼、熏熨，利用热的刺激来预防和治疗疾病。通常以艾条最为常用。针灸疗法通过通经脉，调气血，使阴阳归于相对平衡，脏腑功能趋于调和，从而达到预防疾病的目的。

2.推拿

推拿又称按摩，是以中医理论为指导，运用各种手法作用于人体特定部位的一种中国传统康复治疗方法。常用的推拿手法有按压类、摆动类、摩擦类、捏拿类、捶振类和活动关节类。通过在人体特定部位进行推、拿、按、揉等手法操作达到行气活血、疏通经络、理筋整复、解痉止痛、调整脏腑的作用。

3.拔罐

拔罐疗法是指将罐内形成负压而吸附于患处或穴位上，产生局部充血和瘀血，从而达到治疗疾病的一种方法。具有活血散瘀、消肿止痛的作用，适用于肩背痛、腰腿痛等疾病。

4.中药

中药是指在中医学理论指导下用于预防、诊断、治疗或调节人体机能的药物。局部外敷多采用具有活血化瘀、消肿止痛作用的中药，如外用一号新伤药（郑怀贤方）等；内服则在辨证论治的基础上采用或补气、或补血、或理气、或活血的中药，如三七片、云南白药、桃红四物汤、复元活血汤等。

5.传统运动疗法

传统运动疗法是通过意识引导形体运动，并配合呼吸吐纳，使意、气、形三者高度协调一致，主要有八段锦、太极拳、导引养生功、六字诀、五禽戏、易筋经、气功导引等。其动作具有舒展轻柔，动中有静，圆活自然，上下相随的特点。长期坚持练习具有活动筋骨、流通气血、协调脏腑、和畅精神、培育元真的作用。

（四）心理康复

良好的心理素质是运动损伤康复的必备条件。实践证明，保持豁达乐观的情绪，树立良好的自信心，能够减弱运动损伤及康复锻炼带来的身体不适；反之，忧心忡忡、思虑过度会使身体不适加剧，抵抗力降低，康复时间延长。同时建立良好的医患关系，会取得患者的信任，防止产生被动、依赖心理和不积极配合治疗的情形。

（五）支具与矫形器

支具与矫形器是用于改变神经、肌肉和骨骼系统功能特性或结构的体外使用装置。支具与矫形器具有限制关节的异常活动、减轻疼痛、支持保护及固定病变肢体或关节、预防矫正畸形、减轻承重等作用，已成为非手术治疗、手术辅助治疗和康复治疗的重要手段之一。

（六）贴扎技术

软组织贴扎是一种将胶布贴于体表以达到保护肌肉骨骼系统，促进运动功能的非侵入性治疗技术。常用于各类运动损伤的处理。软组织贴扎主要包括白贴与肌内效贴，白贴贴扎的目的是固定关节位置及限制软组织的活动，有利于组织的修复、抑制肌肉的收缩、减少关节的活动、减少炎症渗出、减轻疼痛，但其弹性差，固定效果差。肌内效贴的目的是改善局部血流、促进淋巴回流、消除软组织肿胀及疼痛、增加感觉输入、放松软组织或促进软组织活动。因肌内效贴厚度适宜、透气好、有弹性，所以在支撑及稳定肌肉与关节的同时又不妨碍身体正常活动。

第二章
CHAPTER 02

头颈部损伤的康复

　　头颈部的解剖结构复杂，损伤后累及的组织多，有些损伤会造成终身残疾，甚至危及生命。其中，颅脑损伤的病死率高，致残率高，其功能障碍十分复杂，其康复大多较为棘手。

第一节　脑震荡

　　脑震荡是指脑组织在生物机械力作用下发生一系列复杂病理生理改变，即刻出现短暂且可恢复的神经系统功能障碍，而常规影像学检查没有异常发现的一组临床综合征。脑震荡是最轻的一种颅脑损伤，合理治疗后大多可以痊愈。

一、损伤原因与机制

　　脑震荡的原因有：直接暴力作用于头部造成撞击伤（直线加速）；头部撞击到硬物造成头部对侧撞击伤（撞击减速）；直接暴力作用于头部，造成头部旋转或侧弯（旋转加速）。脑震荡可以单独发生，也可以与其他颅脑损伤如颅内血肿合并存在。大多数脑震荡患者能完全康复，但有些的脑震荡患者可能会出现长期躯体症状、认知和情绪问题，如头痛、头晕、记忆障碍、情绪障碍等。

二、症状与体征

　　① 意识障碍：伤后立即出现，程度较轻而且时间短暂，数秒或数分钟，一般不超过半小时。

　　② 认知功能障碍：包括逆行性遗忘、精神恍惚、定向力障碍、注意力不集中、记忆力下降、反应延迟等。其中，逆行性遗忘是指伤员清醒后对受伤当时情况及

受伤经过不能回忆，但对受伤前的事情能清楚地回忆，是脑震荡的重要特征。

③ 情绪障碍：情绪不稳定、烦躁、易怒、悲伤等。

④ 睡眠障碍：嗜睡、失眠、睡眠时间减少等。

⑤ 其他症状：如头痛、头晕、恶心、易疲劳、步态不稳、视觉障碍、感觉减退、对光和噪声敏感等症状。

⑥ CT：建议对脑震荡成人患者，如果有意识丧失或创伤后失忆症、头痛、呕吐、短期记忆障碍、创伤后癫痫，格拉斯哥昏迷评分（GCS）低于 15 分，局灶性神经功能缺损，凝血障碍或年龄高于 60 岁应行头颅 CT 扫描，以排除更严重的创伤。

⑦ 磁共振成像（MRI）：MRI 对发现颅内小病灶比 CT 扫描更敏感。

⑧ 生物标志物：主要有神经元特异性烯醇化酶（NSE）、泛素 C 末端水解酶 — L1（UCH — L1）、S100B 蛋白、Tau 蛋白、胶质纤维酸性蛋白（GFAP）、基质金属蛋白酶（MMP）— 9、脑型肌酸激酶同工酶（CKBB）和肽素等。

⑨ 其他：如定量脑电图、综合感觉测试（SOT）、King-Devick 眼动测试、神经心理学测试等。

三、评定

① 运动相关性脑震荡评价工具第 3 版（SCAT3）：SCAT3 是诊断运动相关性脑震荡最常用的辅助评估手段，含 8 个章节、多种评估方式，包括自述症状和体格检查，内容涉及认知、记忆等。

② 脑震荡症状量表（PCSS）：PCSS 的评估依靠患者自我报告，并进行评分。该量表在急性期及恢复期评估患者症状改善情况是可靠和有效的。

③ 脑震荡标准化评估（SAC）：SAC 是评价认知功能的有效方式，并且在场边就可以简单快速使用。SAC 评估认知功能的 4 个方面，包括定向能力、瞬间记忆能力、注意能力和延迟记忆能力。SAC 可以用于鉴别运动员是否患有脑震荡，也可以用于区别运动员比赛之前的基准水平和伤后的认知水平。SAC 对识别脑震荡后的认知问题的灵敏度（80%～94%）和特异度（76%～91%）较高。

四、康复治疗

（一）现场处理

脑震荡病人伤后应在医院观察 2～3 天，定时监测意识、瞳孔和生命体征的变化，注意头痛、呕吐和躁动不安等症状，以便及时发现可能并发的颅内血肿。必要时应做进一步检查，如腰脊穿刺、颅骨X光片、超声及CT等，以便及时作出诊断和相应治疗。被诊断为脑震荡的患者不应在同一天返回赛场。

注意事项：①使用标准的应急处理原则，立即对伤员进行现场评估，应特别注意排除颈椎损伤；②由现场医护人员及时为伤员提供正确、合理的处理，假如现场没有医护人员，必须小心谨慎地把伤员从训练场或赛场移开，并立即转诊；③一旦紧急问题得到解决，立即对脑震荡损伤进行评估；④不能单独留下伤员，在受伤后的几个小时内，必须对伤员进行监测；⑤被确诊为脑震荡的伤员在损伤完全康复之前，应绝对禁止参加任何运动；⑥一旦伤员的症状和体征加重，必须在第一时间送往医院做进一步检查和治疗。

（二）脑震荡的康复

1.认知康复

对于脑震荡的运动员来说，重返学业比重返运动更为重要，重返学业可以帮助运动员恢复认知，从而有助于更快地重返运动。平稳而缓慢地重返学业对于运动员而言更为重要的是重返学习的环境，而不是学习任务。在回到教室学习之前，应该缓慢增加学习时间，逐渐增加到一周3～4小时。运动员伤后48小时，在其症状不恶化的前提下，鼓励患者进行运动，以及对电子产品、书籍等的认知活动。还可以进行定向力训练（对日常活动时间、地点和人物的辨认）、注意力和计算能力的训练（进行不同的游戏、做简单的计算题等）、记忆训练（字母、数字、人脸等的识别和再认）、推理策略训练（寻找数字、文字规律，对图片或事物进行分类或分组等），每周3次，每次15～30分钟。运动员的症状逐渐稳定之后，可以回归渐进的体育训练，不仅可以提高锻炼耐受，而且可以改善症状。在脑震荡的恢复过程中，对其症状的评估要贯穿始终。教练员要确保运动员完全恢复后再让其重返赛场，避免二次损伤。

2.运动康复

脑震荡重返赛场的六个阶段如下。第一阶段：活动受限，恢复正常的日常生活活动，症状不应随着活动而恶化；第二阶段：低强度有氧运动，散步、固定自行车，控制活动，增加心率；第三阶段：专项运动，跑步、滑冰或其他特定运动的有氧运动，避免头部撞击的风险；第四阶段：非接触式训练，特定的非接触式训练，包括增强协调性和思维能力，逐步引入阻力训练；第五阶段：全接触练习，恢复正常的训练活动，评估心理准备；第六阶段：重返赛场。

良好的恢复有很多关键点，最重要的是运动员仍有脑震荡症状时不应该回归运动。运动员每次进阶到下一阶段的康复时，教练员和运动医疗团队至少要用24小时的时间来判断员是否可以进阶到下一过程。判断运动员是否可以开始回归运动有很多影响因素，包括运动员的脑震荡损伤史、体育项目的性质，以及是否有表明运动员症状恶化的征象。为了避免有更严重的脑损伤出现，在运动员的回归运动康复过程中，应该邀请神经外科专家来监控。值得注意的是，脑震荡后长时间完全休息和剧烈运动都会影响恢复情况。

3. 前庭康复训练

前庭康复训练是一种特殊的非药物疗法，通过有针对性的个性化康复训练方案，提高患者的前庭位觉、视觉和本体感觉对平衡的协调能力，调动中枢神经系统的代偿功能。感觉分离训练＋感觉整合训练：如视觉训练（眼动）；前庭觉训练（头动）；视觉＋前庭觉训练（眼动＋头动）；本体觉训练（坐位＋站立位＋海绵垫）；综合训练（走路＋眼动＋头动）。也可选择太极拳运动。

4. 心理康复训练

对有失眠和烦躁抑郁症状的患者进行心理干预，包括耐心倾听和了解患者的内心世界和心理诉求，利用专业知识进行答疑解惑；心理支持与干预，鼓励患者表达内心感受，然后针对患者的具体情况进行心理辅导、松弛训练和心理暗示等；帮助患者消除负面情绪，提升自我效能感；协助家庭照料者同患者一起正视疾病、战胜疾病等。

5. 高压氧治疗

治疗压力为 0.2 兆帕，加压 20 分钟，稳压时戴面罩吸氧 60 分钟，中间休息10 分钟。减压 20 分钟，每天 1 次，10 天 1 疗程，协助脑部血管及神经的重建。

6. 重复经颅磁刺激 (rTMS)

rTMS 可能通过刺激神经干细增殖和分化、增加神经可塑性，从而改善 PCS

相关症状。

第二节 斜角肌损伤

颈每侧三块斜角肌，按位置排列命名为前、中、后斜角肌，均起自颈椎横突，纤维斜向外下，分别止于第1、第2肋骨。前斜角肌起于第3至第6颈椎横突前结节，止于第1肋骨的上缘里面。作用是使颈同侧屈，对侧旋，前屈，上提第1肋骨。中斜角肌起于第2至第7颈椎横突后结节，止于第1肋骨上缘外面。作用：颈同侧屈，对侧旋，前屈，上提第1肋骨。后斜角肌：起于第5至第7颈椎横突后结节，止于第2肋骨外侧。作用：颈同侧屈，对侧旋，前屈，上提第2肋骨。

一、损伤原因与机制

在前、中斜角肌和第1肋骨之间，形成三角形间隙，称斜角肌间隙，内有锁骨下动脉和臂丛神经通过。前斜角肌肥厚或痉挛，可压迫锁骨下动脉和臂丛，引起前斜角肌综合征。

斜角肌损伤原因如下。①低头时间过长。工作或学习时长期低头屈颈时间过长，斜角肌处于被动缩短状态引起。另外，看书、看电视、打麻将、坐车等，使前斜角肌长时间处于紧张收缩状态，也会造成过度疲劳而损伤。②长时间提重物。因物体重而头部必须向相反的方向。这样在外力长时间的作用下，极易造成前斜角肌损伤。③呼吸模式异常。含胸驼背体位下，膈肌不能顺畅上升和下沉，此时就会利用颈部肌肉提升胸廓来代偿，斜角肌就成了主要工作肌肉。④女性易斜角肌紧张。首先是情绪原因，女性情绪低落时，容易低头，导致呼吸受限，进而导致斜角肌紧张。其次是衣着原因，女性更偏爱紧身内衣的塑形功能，长期以往胸廓失去左右扩张功能，只能上下扩张，斜角肌用力更多，也就容易发生紧张。最后是发型原因，某些女性喜欢偏梳头发，易歪头斜颈，斜角肌就容易受到损伤。

二、症状与体征

锁骨下动脉受压：其疼痛为缺血性跳痛，起病可以是骤然的，伴有酸痛与不适，开始于颈部放射到手与手指，以麻木及麻刺感明显，疼痛的部位没有明确的界限，颈椎的活动可使疼痛加重，颈部伸直时使斜角肌间隙变小，因而加重疼痛，颈部屈曲能使斜角肌间隙加大，疼痛可得以缓解，牵引患肢使肩胛下降则可使症状加重。

臂丛神经受压：这种情况发生于长期的病变，臂丛的下干受压，为锐性疼痛并向前臂内侧以及4、5手指放射。

锁骨下动脉与臂丛神经同时受压：这种情况与颈肋的症状相同，患者常用手支撑头部，使之向患侧倾斜，借此缓解前斜角肌的张力，在锁骨上窝可扪及前斜角肌紧张，压痛，压迫肌肉引出压痛与放射痛，颈部伸直疼痛加重，有时手部出现过敏与寒凉，运动障碍及反射消失。

三、评定

① 肌力检查：采用徒手肌力评定法（MMT）对斜角肌的肌力进行评定。
② 痉挛评定：采用 Ashworth 法评定。
③ 疼痛的评定：运用视觉模拟评分法（VAS）对疼痛程度进行量化评定。
④ 关节活动度的测量：包括颈的屈伸及旋转的角度。

四、康复治疗

扫描二维码
观看视频

（一）自我拉伸方法

患者坐位，双脚自然分开，腹部收紧。以拉伸右侧为例，头部轻微向左倾斜，左手环抱头部，置于头部右侧，轻轻地将头部向左侧牵拉，配合呼气，拉伸肌肉5～10秒，在颈部肌肉感到轻微痛时停止，放松15～20秒，循环进行下一回合，继续将头向左侧移动，逐步增大活动度。注意拉伸时保持坐姿端正。

（二）推拿治疗

患者坐位，暴露颈部及患肢，医者立于患者患侧，施行手法治疗。依次点按合谷、内关、外关、手五里、缺盆、肩井、天宗，每穴点按1分钟；斜角肌局部揉按及肩背臂麻痛区揉按推拿；在前、中斜角肌分筋、理筋，弹拨臂丛神经，以肩臂有酸麻胀感为度；医者双手托起患者下颌向上牵引颈椎2～3分钟，然后医者一手按住患侧头部，一手按住肩部，两手同时向相反方向用力，牵引斜角肌2～3分钟；牵抖患肢，摇动肩关节，放松肌肉，再依次点按合谷、内关、外关、手三里、缺盆、肩井、天宗后结束治疗。

（三）艾灸治疗

患者仰卧，充分暴露天鼎穴，用酒精局部消毒，穴位上涂擦少量万花油，将艾炷底端置于穴位处，用线香引燃艾炷。每壮灸毕，待灼热、疼痛减轻或消失后，再灸下一壮，每次 3 壮，每周 3 次。

（四）手术治疗

若斜角肌与臂丛神经的关系变异，多次手法治疗无效，可考虑手术松解。

第三节　头颈夹肌损伤

头颈夹肌位于颈部，被斜方肌、菱形肌、上后锯肌和胸锁乳突肌覆盖，为一不规则的三角形阔肌。依其部位不同，又分为头夹肌和颈夹肌。头夹肌起于项韧带下的第 7 节颈椎的棘突和第 3 或第 4 节胸椎的棘突，止于颞骨乳突之后，上项线的外侧，胸锁乳突肌的附着点深处。颈夹肌起于第 3 到第 6 胸椎的棘突，止点于第 2 或第 3 颈椎的横突后结节。功能：伸展颈部并使头向同侧转动；单侧收缩，头转向同侧；两侧同时收缩，头向后仰。由其起止点可以看出：①头颈夹肌联系着颈椎与上胸椎，是该节段脊柱外源性稳定因素之一，所以当该肌肉受损时会影响该节段椎体的稳定性；②该部位椎体的紊乱可以引起该段椎体曲度、承重线，应力分布的改变，从而可以引起该阶段肌肉的张力改变；③头颈夹肌受 C2 ～ C5 神经后支支配，当颈椎椎体内外平衡失调而错位、椎间孔变小时，使该段神经后支受到压迫或刺激，导致头颈夹肌痉挛。

一、损伤原因与机制

头颈夹肌损伤多由于患者颈部过度屈曲、姿势不良等因素，致使夹肌在较长时间内处于过度伸展牵拉位，在过度紧张状态下而发生静力性牵拉损伤，造成局部软组织水肿渗出，刺激局部肌肉发生痉挛。或由于颈肌完全放松，不协调的外力挤压或牵拉椎体，造成椎体的小关节错位，关节滑膜嵌顿，嵌顿的滑膜加重疼痛以及水肿。颈部多次扭伤、长期伏案工作低头屈颈姿势过久等导致该肌肉群长期的外力不平衡，椎体发生不同程度的改变。

二、症状与体征

头项僵硬、疼痛、沉重感，颈部前屈后伸时疼痛加重，有时可牵涉到眼眶痛，起卧床困难，劳累和受凉后症状加重。单侧转动的灵活度降低。在第 7 颈椎棘突处，或枕骨上项线单侧或双侧有压痛，有时在局部还可扪及条索状或块状物。

三、评定

①肌力检查：采用徒手肌力评定法（MMT）对头颈夹肌的肌力进行评定。
②痉挛评定：采用 Ashworth 法评定。
③关节活动度的测量：包括颈的屈伸及旋转的角度。
④疼痛的评定：运用视觉模拟评分法（VAS）对疼痛程度进行量化评定。

四、康复治疗

扫描二维码
观看视频

（一）推拿

患者坐位，医者在颈项部及肩部进行轻柔滚动，同时做颈部的屈伸和旋转，提拿颈项部和肩部，做颈部的摇法，按风池、肩井、天宗等穴位，拿颈椎棘突两侧的肌肉。每天 1 次，5 天为 1 疗程。

（二）拉伸

以右侧头颈夹肌为例，将头向左下方 45 度角转到极限，保持 6～8 秒，然后放松为 1 次，3 次为一组，一天 2 组。

（三）皮三针

患者坐位，医者找压痛点，在压痛点处平刺一针，根据损伤部位的大小在其两旁等距离、同方向各刺一针，一般旁开 2～3 厘米。选 28 号 1.5 寸毫针，留针30 分钟。

（四）整脊疗法

患者仰卧位，去枕，医者一手掌根托其枕部，拇指、食指夹持其颈椎两旁椎

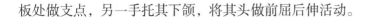

板处做支点，另一手托其下颌，将其头做前屈后伸活动。

（五）正确的生活习惯

坐位时保持头部中立位，上半身挺直。避免躺床上看书、玩手机。在业余时间，做头及上肢的前屈、后伸及旋转运动，既可缓解疲劳，又能使肌肉发达，韧度增强，从而有利于颈段脊柱的稳定性，增强颈肩顺应颈部突然变化的能力。注意端正头、颈、肩、背的姿势，不要偏头耸肩，谈话、看书时要正面注视，要保持脊柱的正直。

第四节　颈部挥鞭样损伤

挥鞭样损伤（WAD）是指由后方或侧方撞击所致的颈部加速减速机制所造成的小关节、肌肉、韧带和神经的损伤。

一、损伤原因与机制

在车辆发生撞击时，在惯性的作用下，头颈部不可避免地发生大幅度摆动，从而极易造成颈椎损伤，而头部则易与车内物体相撞而致伤。在汽车配备了安全气囊后，发生正面碰撞时头面部受到安全气囊的保护，而颈部仍然处于极少保护的状态下，在正面碰撞时，颈椎过屈造成挥鞭样损伤的发生率很高，尤其对颈椎序列及颈部脊髓损伤。

挥鞭伤的病理变化很复杂，可能与颈椎周围组织损伤、脑脊液低容量、纤维肌痛、中枢神经系统上行网状系统损伤等有关。

二、症状与体征

患者在事故发生后一般不会立刻出现颈部疼痛的症状，而是过几小时或第二天才会出现颈痛。一般来说症状不是长期的，大多数患者 1 周后恢复。

颈痛：表现为颈后区的钝痛，颈部活动可使疼痛程度进一步加剧。疼痛还可向头、肩、臂或肩胛间区放射，之后多数患者可出现颈部肌肉痉挛和颈椎活动受限，这些症状多在 1～2 周内缓解。

头痛：表现为枕部或枕下疼痛，并可向前放射至颞部、眼眶及头顶部。肌肉和筋膜的损伤可能是引起头痛的最常见原因，此外头痛的原因也可能为神经性或血管性因素。

背痛和上肢放射痛及感觉、运动功能障碍：有 20%～35% 的挥鞭样损伤患者在伤后第 1 个月有肩胛间区或腰背部疼痛，其中多数为肌筋膜损伤所致。上肢放射痛及感觉、运动功能障碍也较为常见。

认知及心理异常：挥鞭样损伤后的脑部症状包括神经质和神经过敏等。损伤可导致记忆、思维等方面的能力下降，患者在日常生活和工作中容易疲劳和神经过敏，可能与脑损伤有关。

其他：还有吞咽困难、头晕、视力障碍、颅神经损伤、自主神经系统损害、颞下颌关节功能障碍以及斜颈、前胸痛等。

X 线片：常无明显异常发现，部分病例在侧位片上可见椎前软组织阴影增宽。发现颈椎椎前软组织阴影增宽时应注意有无前纵韧带损伤。

MRI：表现有椎前筋膜出血水肿、前纵韧带断裂、椎间盘损伤及脊髓水肿出血等。而骨损伤主要表现为椎体前缘骨折、附件断裂骨折、颈椎骨挫伤及颈椎位移等。韧带损伤以翼状韧带、前纵韧带及横韧带常见，几乎所有受检者均有椎间盘损伤。

三、评定

（一）肌力评定

用徒手肌力评定或者运用仪器的肌力评定，测试颈椎前屈、后伸、左右侧屈肌力，以及颈部左右旋转肌力测定。

（二）关节活动度评定

测量颈椎前伸、旋转、后收的活动度。

（三）肌肉耐力评定

国内外常采用耐力负荷试验过程中颈部肌肉表面肌电信号分析。

①颈屈肌耐力试验：患者仰卧位，颈部最大屈曲，头枕部尽量远离头枕，保持姿势 60 秒，同步检测被检肌肉 sEMG 信号。

②颈伸肌耐力试验：患者俯卧位，头颈部悬空，负载重量 2 公斤，颈伸肌收缩，保持姿势 6 秒，同步检测被检肌肉 sEMG 信号。

（四）疼痛的评定

运用视觉模拟评分法（VAS）对疼痛程度进行量化评定。

（五）魁北克5级分级法

0级：没有颈部不适的主诉和体征；Ⅰ级：有颈部疼痛、僵硬或压痛的主诉，但无体征；Ⅱ级，颈椎活动度减少，有压痛点（肌肉骨骼体征）；Ⅲ级：神经系统体征，如深反射减少或消失，四肢无力和（或）感觉障碍；Ⅳ级：颈部骨折脱位损伤。

四、康复治疗

（一）保守治疗

一般情况下，对于Ⅰ、Ⅱ级的颈椎挥鞭样损伤患者，由于其临床症状较轻，常常采用保守治疗，目的是缓解患者的不适症状，尤其是颈部疼痛。

1.颈托局部制动

在急性期使用颈托局部制动，并给予镇痛及肌松药2～3周，但应注意避免使用过硬的颈托，以免加重损伤。另外，佩戴颈托时间不宜过长，以免引起颈部肌肉萎缩、硬化甚至形成颈托依赖，反而会加重不适感。

2.物理治疗

经皮神经电刺激疗法：采用对置法，强度为耐受量，每天20分钟，每天1次，10天为1疗程；超声波：患者坐位，采用直接接触移动法，强度为每平方厘米1.5瓦特，每次15～20分钟，每天1次，10天为1疗程。

3.药物治疗

因疼痛影响生活和工作，适当口服非甾体类消炎药物；肌肉痉挛明显者应用肌肉松弛剂；疼痛严重明显影响睡眠者，适量口服镇静药物。

4.运动疗法

激活深层肌肉，主要提高屈肌（头长肌、颈长肌）、伸肌（多裂肌、半棘肌）和旋转肌（回旋肌）控制力，增加包括浅层肌肉（伸肌的头半棘肌、伸展加旋转的斜方肌和屈曲旋转的胸锁乳突肌）在内的所有肌肉的耐力。

（1）颈部肌肉的激活训练

①深层颈屈肌：仰卧，治疗师嘱患者做缓慢而有控制的头部相对颈椎的点头动作。

②深层颈伸肌：坐位，治疗师嘱患者做缓慢而有控制的挤下巴动作。

（2）颈部肌肉的力量练习

胸锁乳突肌：患者仰卧位，头部伸出床沿悬空，保持头部与躯干在一条直线上，同时下颌收紧，保持10～20秒等长抗重力收缩；斜方肌：患者双手握持哑铃，两肩分别尽力向两耳方向移动，肩抬到最高处时，保持收缩5～10秒后，缓慢放下，放到最低点时，双肩充分向下伸展。

（二）手术治疗

对于Ⅲ、Ⅳ级颈椎挥鞭样损伤患者，由于产生了脊髓和（或）神经根的损害，以及骨折脱位等器质性损伤，多数患者需要手术治疗。手术的目的在于去除压迫、恢复颈椎的稳定，避免或减轻脊髓的继发性损害。另外，患者术后应早期下床活动，有助于减少各类并发症的发生。

1. 术后24小时

颈部制动，患者自手术室回病房前即配戴颈托，以免麻醉清醒过程中的躁动扭曲引起内固定物的松动。取平卧位，翻身时采用"轴型"整体翻身。禁忌颈部过伸、过屈及随意扭转，术后24小时内减少颈部活动次数和幅度。拆线后仍需用颈托固定2～3个月。术后24小时开始进行上肢拉力器活动，配合足踝背伸和股四头肌收缩，防止肌肉萎缩。

2. 术后3天

指导患者行踝关节的背伸、跖屈，膝关节的屈伸，上肢的伸屈、外展、抓举等活动；对于手的精细功能康复，选择先进行拿放水杯、握手、拿汤匙等大动作练习，再行拿起钥匙、硬币、拉衣服、拉链等训练；同时鼓励患者进行四肢各关节的主动功能锻炼和肌肉收缩，每组各关节活动20～30次，每天3～5组，逐渐增加活动次数和时间。

3. 术后 1 周

① 颈部运动：头向前倾 10 次，向后仰 10 次，向左倾 10 次，向右倾 10 次。然后缓慢摇头，左转 10 次，右转 10 次。

② 摇动上肢：左臂摇动 20 次，再右臂摇动 20 次。

③ 抓空练指；两臂平伸，双手五指做屈伸运动，可做 50 次。

④ 局部推拿：可于颈部、大椎穴、风池穴附近寻找压痛点、硬结点或肌肉绷紧处，在这些反应点上进行揉按、推揹。

第五节 颈椎病

颈椎病是指颈椎椎间盘退行性改变及其继发病理改变累及其周围组织结构，并出现与影像学改变相应的临床表现。男性患者多于女性。随着年龄的增长，本病的发病率呈增长趋势，50 岁左右的女性最为常见。

一、损伤原因与机制

由于颈椎长期劳损、骨质增生，或椎间盘突出、韧带增厚，致使颈椎脊髓、神经根或椎动脉受压，交感神经受到刺激，从而引发颈椎病。①颈椎退行性变。颈椎退行性病变是导致颈椎病的主要原因。颈椎位于头部、胸部与上肢之间，是脊柱椎骨中体积最小，但灵活性最大、活动频率最高、负重较大的节段。由于承受各种负荷、劳损，甚至外伤，所以极易发生退变。随着年龄增长以及颈椎长期使用超负荷，修复能力降低，患者可出现颈椎各结构的退变及机能的衰退。其中，椎间盘的退变是颈椎各结构退变的首发因素。②颈椎发育性椎管狭窄。部分患者在青春期发育过程中，椎弓发育扁平，导致椎管矢状径小于正常。在此基础上，轻微的退行性变即可出现脊髓压迫症状，诱发颈椎病。③慢性劳损：患者长期进行超过肩颈所能耐受的各种活动，如不良的睡眠体位、不当的工作生活姿势、过量的体育锻炼和过度的颈部运动等会产生累积性损伤。因其不同于明显的外伤，故常被忽视，但其对颈椎病的发生、发展、治疗及预后等都有直接关系。

二、症状与体征

根据颈椎病的病理解剖、病理生理、受累组织和结构与临床表现的不同，本病可分为神经根型、脊髓型、交感型、椎动脉型、颈型和混合型。

（一）神经根型颈椎病

在不同类型的颈椎病中，神经根型的患病率相对比较高。患者早期症状为颈部疼痛、发僵；上肢放射性疼痛或麻木，此疼痛和麻木可沿着受压神经根的走向放射；当头部或上肢姿势不当或突然牵扯患肢时，可发生剧烈的放电样锐痛；严重时患者感觉上肢沉重、无力、握力减退，有时可出现持物坠落。颈部肌肉紧张，棘突旁、肩胛骨内侧缘有压痛，颈部活动受限，痛觉减退，肌力减弱。

臂丛神经牵拉试验：患者坐位，医者一手扶患者颈部，另一手握患者腕部，两手向相反方向牵拉，若患者感到手疼痛、麻木即为阳性体征。这是由于在臂丛神经紧张的状况下神经根受到刺激所致。

椎间孔挤压试验：令患者将头偏向患侧并稍微后伸，以一手扶患者下颌，另一手掌压其头顶，若患者感到颈部疼痛并患肢放射者即为阳性，这是病变的椎间孔受压刺激神经根的结果。

影像学检查：X 线平片可显示颈椎曲度改变、椎间孔狭窄、钩椎关节增生等异常所见，MRI 检查可清晰地显示局部的病理解剖状态，包括髓核的突出与脱出、脊神经根受累的部位与程度等。

（二）脊髓型颈椎病

患者下肢多有麻木、沉重，出现行走困难，下肢肌肉发紧僵硬，双脚有如踩在棉花上的感觉；上肢麻木、疼痛，双手无力、不灵活，难以完成写字、系扣、持筷等精细动作，持物易落；躯干部出现感觉异常，患者常感觉在胸部、腹部或双下肢有如皮带样捆绑感。大小便异常，甚至性功能障碍。上肢或躯干部出现节段性分布的浅感觉障碍区，深感觉多正常，肌力下降，双手握力下降；以下肢为主的肌张力增高；腱反射早期活跃，后期减弱或消失；髌阵挛和踝阵挛阳性；病理反射阳性；浅反射减弱或消失；屈颈试验阳性。

X 线平片及动力性侧位片主要表现如下。①椎管矢状径大多小于正常；②梯形变：病程较短的病例，大多系因突出或脱出的髓核及椎节不稳所致；③骨刺形成：约 80% 的病例于患节椎体后缘有较明显的骨刺形成，其矢状径可为 1～6 毫米或更长，一般以 3～5 毫米者居多；④其他改变：某些病例可伴有后纵韧带钙化、先天性椎体融合（以颈 3～4 为多）及前纵韧带钙化等异常所见。

（三）交感型颈椎病

患者常有头晕、头痛、记忆力减退、注意力不易集中；眼胀、视力变化、视物不清；耳鸣、耳堵、听力下降；鼻塞、口干、声带疲劳等；恶心甚至呕吐、腹胀、腹泻、消化不良、嗳气等；心悸、胸闷、心率变化、心律失常、血压变化等；面部或某一肢体多汗、无汗、畏寒或发热。颈部活动多正常，颈椎棘突间或椎旁小关节周围的软组织有压痛，膝反射活跃。

（四）椎动脉型颈椎病

患者可有发作性眩晕、复视伴有眼震；有时伴恶心、呕吐、耳鸣或听力下降，这些症状与颈部位置改变有关；头颈处于某一特定位置时患者可发生下肢突然无力猝倒，但是意识清醒；偏头痛常因头颈部突然旋转而诱发，以颞部为剧，一般为单侧，呈跳痛或刺痛；偶有肢体麻木、感觉异常。可出现一过性瘫痪，发作性昏迷。患者头部转向健侧时头晕或耳鸣加重，严重者可猝倒。

X线片：平片X线检查（主要是颈椎功能位的检查，判定有无椎体节段不稳）可见颈椎生理曲度改变、椎间隙变窄、椎体前后缘骨赘、项韧带钙化、椎体移位等。

MRI成像技术：对判定脊髓状态，以及两侧横突孔有无变异、是否对称、内径有无差异等具有重要意义，尤其是无损伤的椎动脉MR成像技术（MRA）。

（五）颈型颈椎病

颈项强直、疼痛，可有整个肩背疼痛发僵，颈部活动受限，颈椎旁肌、斜方肌、胸锁乳突肌有压痛。

X线片上没有椎间隙狭窄等明显的退行性改变，但可以有颈椎生理曲线的改变，椎体间不稳定及轻度骨质增生等变化。

（六）混合型

在临床中，混合型颈椎病较常见，常以某一类型为主，其他类型不同程度地合并出现，病变范围不同，其临床表现也不同。

三、评定

①疼痛的评估：运用视觉模拟评分法（VAS）对疼痛程度进行量化评定。

②关节活动度的测量：包括颈的屈伸及旋转的角度，用于判断伤后关节功能障碍程度及康复治疗后关节功能的恢复情况。

③肌力的评定：用徒手肌力评定法（MMT）对冈上肌、三角肌、胸大肌、肱二头肌、肱三头肌、伸腕肌、骨间肌的肌力进行评定。

④日常生活活动能力（ADL）的评定：临床常用 ADL 评定量表，主要有 Barthel 指数和功能独立性评定（FIM）。

⑤量表法：交感型颈椎病使用颈椎功能障碍指数（NDI）；椎动脉型颈椎病使用椎动脉型颈椎病功能评定量表、颈性眩晕症状与功能评估量表；颈型颈椎病的量表有数字和语言评价量表，使用莫克吉尔疼痛问卷（MPQ）和 Northwick Park 颈痛量表（NPQ）。

四、康复治疗

大部分患者可通过非手术治疗，如物理疗法、运动疗法、药物治疗等来控制症状，减少复发，提高患者生活质量，仅有少数严重压迫神经根或脊髓的患者需进行手术治疗。还可以采取传统推拿、针灸等中医治疗。

（一）一般治疗

1.改善生活方式

避免长时间低头。伏案工作者注意保持脊柱的正直，注意间隔休息，避免颈椎长时间维持在屈颈姿势。

2.锻炼肩颈肌肉

游泳是比较好的锻炼颈肩腰背部肌肉的运动方式。此外，平时还可适当做些头颈部及双上肢的前屈、后伸及旋转活动，尤其是在较长时间低头、伏案工作后，既可缓解疲劳，又能锻炼肌肉力量，有利于维持颈椎的稳定性，保护颈椎间盘和小关节。适当做些颈后部肌肉等长收缩抗阻训练，如双手五指交叉放于枕后部、头后仰对抗，可以明显增强颈后部肌肉力量，纠正颈椎不稳定。

3.药物治疗

适当的用药可以明显改善颈椎病患者的症状。神经根型颈椎病、交感型颈椎病、症状轻微的脊髓型颈椎病可以采用活血通络类中成药、神经营养药。急性期发作时，可选择加用非甾体抗炎药、肌松药缓解症状，必要时给予脱水、激素等治疗。

（二）中医治疗

颈椎病的中医治疗方法有很多，包括针灸、推拿、中药外用和内服等。但须注意，并不是所有类型都适合中医治疗。

1.急性期用针刺法治疗

主穴：太溪、太冲、足三里、风府、风池、三阴交等；配穴：合谷、印堂、大椎等。其中太溪、三阴交、足三里，用补法，而其他穴位用捻转泻法，根据病情酌情调整针刺深度，但宁浅毋深，得气后，常规留针，时间30分钟，每天1次。体寒者，可行温针灸施治，用艾条（2厘米）插针柄上，点燃并施灸。1个疗程为10天，疗程间休息2天，共2个疗程。

2.推拿

先推拿颈部，从头颈交界处的后侧开始，沿足太阳膀胱经、足少阳胆经的循行方向，从上到下，往返推拿，大椎穴、风池穴为推拿重点，先推健侧，然后推患侧，以颈部肌肉有轻微发热感为宜，时间5～10分钟；对肩部、颈项进行按揉弹拨，将敏感压痛点找出来，用滚法与点揉弹拨，手法需做到柔和和深透，力量能够达到深层，持续1分钟，有酸胀感为佳。最后用掌心对肩背、颈椎进行揉搓，抖搓上肢，结束治疗。

3.督脉悬灸

患者坐位，暴露颈部及相关穴位，将艾条点燃，距离皮肤约2厘米，在颈椎各节段及配穴处灸，每个部位3分钟，以皮肤有温和舒适感为度。瘀血者配膈俞，风寒者配风池，阳虚者配命门。

（三）物理治疗

① 理疗：直线偏振光治疗仪，功率 15 瓦特，对准颈后部夹脊穴照射 15 分钟，每天 1 次。

② 慢性期行牵引治疗：患者坐电动牵引椅上，连续或间断牵引 15～30 分钟，牵引力 100～200 牛顿，依据患者耐受力而定，对颈肌抵抗力进行细致观察，若能耐受，则逐渐增加牵引力，使颈部周围肌肉群不断趋向平衡，减轻压迫，增加椎间隙。每天 2 次，每天 30 分钟，1 个疗程为 10 天，共 2 疗程。

③ 核心肌力训练：患者下颌微缩，先后于患者前额、后枕、两颞及两侧下颌处由医者施加其最大力量的 20%～30%（以患者耐受，不诱发患者明显疼痛为宜），中立位下抗阻 10 秒，休息 3～5 秒后重复一次，每组 10 次，每次 3 组，每天 3 次。10 天为 1 疗程，共 3 疗程，两个疗程间隔 3 天。多用于治疗神经根型颈椎病。

（四）手术治疗

当患者出现以下症状时，应采取手术治疗：①保守治疗 3 个月无效或者尽管有效，但是停止治疗后症状反复发作，影响正常生活和工作；②神经根性疼痛剧烈，保守治疗无效；③上肢某些肌肉出现肌无力甚至肌萎缩，经保守治疗 2～4周后仍有发展趋势；④由于脊髓型颈椎病随着疾病发展，症状将逐渐加重，甚至可以致残，故确诊后应及时手术治疗。

第三章
CHAPTER 03

肩部损伤的康复

肩部连接上肢与躯干，其解剖结构与功能较为复杂。肩部的损伤会影响上肢的大部分功能，从而降低生活质量。

第一节 锁骨骨折

锁骨是唯一直接与躯干相连的骨性结构，呈"S"形，近端向前凸而远端向后凹，中间 1/3 段正是前凸后凹的移形部，锁骨从此处由棱柱型变为扁平型，此处锁骨的直径较小，肌肉韧带附着少，故此处易发生骨折。

一、损伤原因与机制

锁骨骨折是临床最常见的骨折之一，以青少年为多见。有明显的外伤史，常为间接暴力，当跌倒、碰撞等肩外侧受力时，间接传导的力会在移形部位形成剪切力而导致锁骨骨折。也有因直接暴力所致，当锁骨直接受到前上方的打击、碰撞、压砸时，可以直接造成锁骨骨折。根据 Allman 分型，锁骨骨折可分为中段骨折、近端骨折和远端骨折三种类型。

二、症状与体征

患侧上肢活动时疼痛，骨折处肿胀、瘀斑、疼痛、压痛，患者常用健侧手托住受伤侧的前臂及肘部。

若锁骨骨折发生在锁骨中段，内侧断端因受胸锁乳突肌的牵拉常向上后移位，外侧端受上肢的重力作用向内、下移位，形成凸面向上的成角、错位缩短畸形。若伴发锁骨下动脉损伤，患侧上肢尺桡动脉搏动消失，肢端温度变低，皮肤苍白。若伴有臂丛神经的损伤，手臂麻木无力，上肢刺痛或有烧灼感，甚至出现不同程度的上肢瘫痪。若伴有关节脱位，肩锁关节、胸锁关节间隙变大。

X 线检查：疑有锁骨骨折时需摄 X 线像确定诊断。前后位像可显示锁骨骨折的上下移位，45 度斜位像可观察骨折的前后移位。

CT 检查：多用于复杂的锁骨骨折，如波及关节面及肩峰的骨折。尤其对关节面的骨折优于 X 线检查。

三、评定

① 一般检查：首先是全身状况的检查，包括生命体征、体位姿势、是否对称等；然后是局部的检查，包括有无畸形、有无肿胀、隆起皮肤有无破溃等。

② 围度测量：用无弹性的皮尺测量两侧上肢肌腹的周径。

③ 肌力评定：采用徒手肌力评定法（MMT）对肱二头肌、肱三头肌等的肌力进行评定。

④ 关节活动度检查：主要检查肩关节的前屈、后伸、内收、外展、内旋和外旋。

⑤ 疼痛的评定：运用视觉模拟评分法（VAS）对疼痛程度进行量化评定。

⑥ 日常生活活动能力的评定：临床常用 ADL 评定量表，主要有 Barthel 指数和功能独立性评定（FIM）。

四、康复治疗

扫描二维码
观看视频

目标：恢复肩关节活动范围，保持肩关节周围肌肉力量，恢复日常生活活动能力。一般锁骨骨折愈合的时间为 6～12 周。

（一）运动疗法

1.伤后 1 周

肩部固定于内收内旋位，肘关节维持在 90 度屈曲位。进行肘、前臂、腕、手部关节关节活动度的主动训练。伤后 3～4 天，进行肘、前臂、腕、手部关节肌肉等长收缩训练，之后进行等张收缩训练。

① 腕关节主动屈伸练习：尽量大范围活动腕关节，每组 30 次，每天 3～4 组。

② 张手、握拳练习：用力张开手掌保持 2 秒，然后握拳至最大力量，保持 2

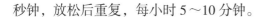

秒钟，放松后重复，每小时 5～10 分钟。

2.伤后 2 周

进行垂臂钟摆练习，肩关节被动外展、内旋、外旋运动，进行手、腕、肘部的抗阻训练，三角肌的等长训练。

① 肩关节"摆动练习"。体前屈（弯腰）至上身与地面平行，在三角巾和健侧手的保护下摆动手臂。首先是前后方向的，待适应基本无痛后增加左右侧向的，最后增加绕环（划圈）动作，逐渐增大活动范围，但不超过 90 度，每个方向 20～30 次为一组，每天 1～2 组，练习后即刻冰敷 15～20 分钟。

② 前平举：手臂在体前抬起至无痛角度，不得耸肩。于最高位置保持 2 分钟，休息 5 秒，连续 5 次为 1 组，每天 2～3 组。力量增强后伸直手臂进行。

③ 侧平举：手臂在体侧抬起至无痛角度，不得耸肩。于最高位置保持 2 分钟，休息 5 秒，连续 5 次为 1 组，每天 2～3 组。力量增强后伸直手臂进行。

④ 肩后伸练习：患者仰卧位，患侧上肢在床边自然下垂，感到疼痛时保持 2～3 分钟，待疼痛减轻后继续加大角度，至最大角度。反复练习，每组 3～5 次，每天 1～2 组。

⑤ 肩外展位外旋练习：仰卧位，肩关节外展 90 度，屈肘 90 度，健手握患侧手腕，患侧肢体完全放松，健手用力向头部方向推患侧前臂，感到疼痛时保持 2～3 分钟，待疼痛减轻后继续加大角度，至最大角度。每组 3～5 次，每天 1～2 组。

⑥ 肩外展位内旋练习：方法基本同上。健手用力向足部方向推患侧前臂。

⑦ 肩外展位后伸练习：患者双手交叉抱住颈项，相当于双耳垂水平线，两肘臂夹住两耳，然后用力向后活动两肘，重复进行。每组 3～5 次，每天 1～2 组。

⑧ 肩关节水平内收练习：仰卧位或坐位，肩前屈 90 度，肘屈曲 90 度，健手握患侧肘部，向胸前拉患侧上臂，患手尽量去触摸对侧肩部，感到疼痛时保持 2～3 分钟，待疼痛减轻后继续加大角度，至最大角度。每组 3～5 次，每天 1～2 组。

⑨ 肩关节的后伸、内旋、内收练习：坐位或站立位，身体保持伸直，双手背后，健侧手抓握患侧手腕，向上拉，使患侧手尽量接触对侧肩胛骨，不能弯腰。

⑩ 被动内旋：用一只手在背后握住一根木棍，另一只手轻轻地抓住木棍的另一端。将木棍拉到一边，使肩膀被动伸展，注意在无痛范围内拉伸。以肩前部感

受到拉伸感为度。保持 30 秒，然后放松 30 秒。另一个方向重复该动作。注意拉动木棍时不要弯腰或者扭腰到一边。一组 10 次，每天两组，一周 5～6 天练习。

⑪ 被动外旋：用一只手抓住木棍的一端，在身前用另一只手抓住木棍的另一端。保持伸展的肘关节在身体一侧，在无痛范围内向水平方向推木棍。保持 30 秒，然后放松 30 秒。另一个方向重复该动作。注意保持髋关节向前，不要产生扭动。一组 10 次，每天两组，一周 5～6 天练习。

3. 伤后 3 周

进行肩关节被动活动度训练和周围肌群的等长肌力训练。

① 肱三头肌等长收缩练习：患肢上臂背侧肌肉等长收缩练习，可在健侧肢体协助保护下进行，每组 30 次，每天 3～4 组。

② 耸肩练习：耸肩至可耐受的最大幅度，保持 2 秒，放松后重复，每组 30 次，每天 3～4 组。

③ "扩胸""含胸"练习：每组 30 次，每天 3～4 组。

④ 夹肩胛骨练习：俯卧位，缓慢将双肩向背部尽可能后缩，在最大幅度保持 10 秒，然后缓慢放松。注意在此过程中不要抬头。一组 8 次，一天 3 组，每周 3 天。

⑤ 肩胛骨后缩练习：俯卧位于床上，将患侧手臂放于床边，手持哑铃，保持肘关节伸直，然后缓慢向上、向反方向挤压肩关节后关节囊，之后缓慢放下。注意不要转动肩关节。一组 8 次，一天 3 组，每周 3 天。

4. 伤后 4～8 周

进行肩关节的主动关节活动度训练和抗阻肌力训练。

① 肩前屈力量练习：立位或坐位，躯干伸直，早期肌力较差时可以在屈肘 90 度位，上肢前抬起至无痛角度，不能耸肩，至最高位置保持 10 秒。反复进行，每组 20～30 次，组间休息 30 秒，4 组连续练习，每天 2～3 次。力量增强后肘关节伸直位练习，同时手中可握一定负荷。

② 肩外展力量练习：立位或坐位，躯干伸直，早期肌力较差时可以在屈肘 90 度位，上肢外展至无痛角度，不能耸肩，至最高位置保持 10 秒。反复进行，每组 20～30 次，组间休息 30 秒，4 组连续练习，每天 2～3 次。力量增强后肘关节伸直位练习，同时手中可握一定负荷。

③ 肩外旋力量练习：屈肘 90 度，上臂紧贴身体，橡皮筋一端固定，手握橡皮筋的另一端，向外侧用力牵拉，至最大幅度保持 10 秒。反复进行，每组 20～30 次，组间休息 30 秒，4 组连续练习，每天 2～3 次。力量增强后肘关节伸直位练习，同时手中可握一定负荷。

④ 肩内旋力量练习：方法基本同上。手拉橡皮筋向内侧用力牵拉，使手靠近身体。

5.伤后 8 周

增加训练强度，运用关节松动术改善关节活动度。

（二）理疗

伤后 3 天内局部用冷疗法，之后用超短波、超声波、红外线、磁疗。伤后 8 周，运用蜡疗法或热敷法改善局部血液循环。

① 超短波：患者仰卧位，采用对置法，无热或微热，10～15 分钟，每天 1 次，10 天为 1 疗程。

② 超声波：患者坐位，采用直接接触移动法，强度为 1.5 每平方厘米瓦特，每次 15～20 分钟，每天 1 次，10 天为 1 疗程。

③ 红外线：垂直照射患部，以有舒适温热感为准，每次 20～30 分钟，每天 1 次，10 天为 1 疗程。

④ 磁疗：20～30 分钟，每天 1 次，10 天为 1 疗程。

第二节　肩关节脱位

肩关节脱位的发病率较高，占全身关节脱位的 40% 以上，与肩关节的解剖特点有关。肩关节的关节盂浅，关节头大，关节囊与周围韧带松弛，是全身关节中最不稳定的关节。

一、损伤原因与机制

外伤是导致肩关节脱位的常见原因。根据肱骨头脱出关节囊的方向，肩关节脱位分为肩关节前脱位和肩关节后脱位，其中肩关节前脱位最多见，多因间接暴力导致，如运动过程中突然跌倒，上肢处于外展、外旋位，手掌或肘部着地。此时，肩关节前下方的关节囊等组织处于拉伸紧张状态，肩峰可形成一个支点顶住肱骨的颈部，肱骨头朝向关节囊前下方，来自地面的作用力则可通过肱骨传导至关节囊，当外力超过关节囊的强度时，肱骨头可冲破关节囊的束缚，而发生肩关节前脱位。

二、症状与体征

患者伤肢固定于轻度外展内旋位，肘关节屈曲，用健手托患侧手臂，肩关节不能活动，局部疼痛、肿胀、压痛，肩峰下有空虚感，呈方肩畸形。杜加氏征阳性，直尺试验阳性。可能合并肱骨大结节骨折、肱骨颈骨折、肱二头肌长头腱滑脱、臂丛神经、腋神经和腋动脉损伤。

X 线检查：可明确诊断，也可明确脱位的类型和是否合并骨折。

三、评定

① 一般检查：首先是全身状况的检查，包括生命体征、体位姿势、是否对称等；然后是局部的检查，包括有无畸形、有无肿胀、隆起皮肤有无破溃等。

② 围度测量：用无弹性的皮尺测量两侧上肢肌腹的周径。

③ 肌力评定：采用徒手肌力评定法（MMT）对肱二头肌、肱三头肌等的肌力进行评定。

④ 关节活动度检查：主要检查肩关节的前屈、后伸、内收、外展、内旋和外旋。

⑤ 关节稳定性评定：正常为 10 分，轻度不稳感为 9 分，半脱位或半脱位病史为 6 分，复发性半脱位为 3 分，脱位状态为 0 分。

⑥ 疼痛的评定：运用视觉模拟评分法（VAS）进行量化评定。

⑦ 日常生活活动能力的评定：临床常用日常生活能力量表（ADL），主要有 Barthel 指数和功能独立性评定（FIM）。

四、康复治疗

复位后康复一般分三期：保护期、控制性运动期和功能恢复期。保护期的主要目的保护受伤组织的损伤程度不再加重；控制性运动期的主要目的是进行有控制的功能训练，包括关节活动度训练和肌力训练；功能恢复期的主要目的是全面恢复关节的运动功能，增强关节的稳定性。

（一）保护期

复位后 3～4 周，吊带制动。肩袖肌群、三角肌和肱二头肌的等长收缩训练，手、腕、肘的关节活动度训练和肌力训练。局部冷疗。1～2 天，做被动垂臂钟摆练习；3～4 天，主动垂臂钟摆练习，进行超短波、超声波、神经肌肉电刺激疗法；5～7 天，肩关节各个方向上的主动运动和抗阻运动。

① 腕关节主动屈伸练习：尽量大范围活动腕关节，每组 30 次，每天 3～4 组。

② 张手、握拳练习用力张开手掌保持 2 秒，然后握拳至最大力量，保持 2 秒，放松后重复，每小时 5～10 分钟。

③ 肱三头肌等长收缩练习：患肢上臂背侧肌肉等长收缩练习，可在健侧肢体协助保护下进行，每组 30 次，每天 3～4 组。

④ 耸肩练习：耸肩至可耐受的最大力量，保持 2 秒，放松后重复，每组 30 次，每天 3～4 组。

⑤ 肩关节"摆动练习"。体前屈（弯腰）至上身与地面平行，在三角巾和健侧手的保护下摆动手臂。首先是前后方向的，待适应基本无痛后增加左右侧向的，最后增加绕环（划圈）动作，逐渐增大活动范围，但不超过 90 度，每个方向 20～30 次为一组，每天 1～2 组，练习后即刻冰敷 15～20 分钟。

⑥ 超短波：患者仰卧位，采用对置法，无热或微热，10～15 分钟，每天 1 次，10 天为 1 疗程。

⑦ 超声波：患者坐位，采用直接移动法，声头沿肩关节回环滑行移动，中大剂量，每次 15～20 分钟，每天或隔天 1 次，10 次为 1 疗程。

⑧ 神经肌肉电刺激：采用双极法，放置 2 片电极片于三角肌、肱二头肌或冈上肌上，频率 50 赫兹，以引起肌肉明显收缩为准，每次 10～20 分钟，每天 1 次，10 天为 1 疗程。

（二）控制性运动期

复位后 4～6 周，使用关节松动术增加关节活动范围，继续进行肩关节周围肌肉的抗阻训练。

① 继续并加强以上练习，若练习时完全无痛或没有疲劳感的练习可以不再进行。

② 肱二头肌等长肌力练习：患肢上臂正侧肌肉等长收缩练习，可在健侧肢体

协助保护下进行，每组 30 次，每天 3～4 组。

（三）功能恢复期

复位后 6～8 周，全面恢复关节活动范围，增加肩关节周围肌肉力量，增强关节的稳定性和协调性。

① 前平举：手臂在体前抬起至无痛角度，不得耸肩。于最高位置保持 2 分钟，休息 5 秒，连续 5 次为 1 组，每天 2～3 组。力量增强后伸直手臂进行。

② 侧平举：手臂在体侧抬起至无痛角度，不得耸肩。于最高位置保持 2 分钟，休息 5 秒，连续 5 次为 1 组，每天 2～3 组。力量增强后伸直手臂进行。

第三节　肩周炎

肩周炎是指因肩关节及其周围的肌腱、韧带、腱鞘、滑囊等软组织退行性、炎症性病变而引起的以肩部疼痛和功能障碍为主的一类疾病。广义的肩周炎包括肩关节滑液囊病变、盂肱关节囊病变、肌腱及腱鞘等病变，狭义的肩周炎是指盂肱关节僵硬的粘连性关节囊炎，又称肩凝症、冻结肩、五十肩。

一、损伤原因与机制

引起肩周炎的肩部因素有：软组织退行性变、盂肱关节有效容积减小、对各种外力的承受能力减弱；长期过度活动、姿势不良等所产生的慢性损伤；上肢外伤后肩部固定过久，肩周组织继发萎缩、粘连；肩部急性挫伤、牵拉伤后治疗不当、肩部关节手术等。引起肩周炎的肩外因素有：颈椎病及心、肺、胆道疾病发生的肩部牵涉痛；因原发病长期不愈使肩部肌肉持续性痉挛、缺血而形成的炎性病灶。诱发肩周炎的因素有：长期缺乏活动，受凉，经常提拉重物，患糖尿病、甲状腺疾病、脑卒中、自身免疫疾病等疾病。

二、症状与体征

该病以肩关节周围疼痛、活动受限为主要特征，肩关节活动受限以外旋外展和内旋后伸时最为严重。具体表现为肩部关节僵硬，无法举高手臂，转动肩部时会出现疼痛，严重影响日常生活及工作。

肩周炎患者一般会先出现肩部疼痛，继而出现关节僵硬，随着时间的推移，以上症状逐渐缓解。本病一般经历急性期、慢性期和功能恢复期三个阶段。

急性期：一般可持续 2～9 个月。患者主要症状为肩部疼痛，夜间疼痛加重。此外，还会出现肩部逐渐僵硬，但并不明显。随着病程的进展，晚间明显的肩痛可逐渐演变为全天候持续存在的疼痛。

僵硬期：一般可持续 4～12 个月。此期患者肩关节的疼痛会逐渐改善，但肩关节僵硬症状仍存在或有所恶化，肩关节活动范围会缩小。

恢复期：一般可持续 5～26 个月，部分患者可在 12～18 个月内完全恢复正常，此期患者肩部僵硬的情况逐渐改善，肩关节活动度会逐渐恢复，但也有些患者不能完全康复，肩痛及僵硬持续数年，或残留部分受限。

X 线：不同时期有不同的特征。早期肩峰下脂肪线（三角肌下筋膜上一层薄脂肪组织）模糊变形甚至消失；中后期肩部软组织钙化，年龄大者可见肩部骨质疏松，骨质增长和骨赘形成等。

CT：可直观评估肩关节的解剖学形态。

MRI：可清楚显示肩关节周围肌肉、肌腱。

超声：能显示并动态观察不同排列的肌肉，发现关节积液、滑囊积液、腱鞘及肌腱断裂、软组织钙化和变性等异常，精确提示病变部位及性质。

三、评定

① 关节活动度的测量：用量角器测量肩关节的屈、伸、外展、内收、内旋、外旋等活动度。

② 肌力的评定：采用徒手肌力评定法（MMT）对患肢和受累关节周围肌群的肌力进行评定。

③ 疼痛的评定：运用视觉模拟评分法（VAS）进行量化评定。

④ 日常生活活动能力的评定：临床常用日常生活能力量表（ADL），主要有 Barthel 指数和功能独立性评定（FIM）。

⑤ Constant-Murley 法：包括疼痛（15 分）、ADL（20 分）、ROM（40 分）、MMT（25 分），共 100 分。35 分（P、ADL）来自患者的主诉的主观感觉，65 分（MMT、ROM）为医师的客观检查。

四、康复治疗

（一）早期

目标：减轻疼痛，避免粘连，增加关节活动度。

1. 一般治疗

局部制动，肩部保暖，防受风寒。

2. 药物治疗

可适当服用非甾体类消炎药物、肌肉松弛剂、镇静药物等。

3. 超声引导注射技术

常用泼尼松龙混悬液和利多卡因注射液做痛点封闭注射，每周 1 次，共 2～3 次。若疼痛严重，痛点明显、局限者，可做多痛点及关节腔注射。

4. 理疗

常用的方法有超短波、中频电、超声波和激光疗法等。

① 超短波：微热量至温热量，每次 10～15 分钟，每天 1 次，10～15 天为 1 疗程。

② 中频电：电极并置或对置于痛点或痛点周围，每次 20 分钟，每天 1 次，10～15 天为 1 疗程。

③ 超声波：选 1～2 个痛点，每点 8 分钟，强度为每平方厘米 1.5 瓦特，每天 1 次。

5. 推拿

采用一些轻柔手法，如揉法、拿法、推法等，按揉肩三针、肩井、天宗、秉风等穴位。

6. 运动疗法

① 摆动练习：身体前屈，躯干与地面平行，手臂自然下垂，先做前后摆动，

然后做左右摆动,最后做环转运动。每个方向20~30次。

②耸肩练习:双臂自然下垂于身体两侧,双肩向上耸起,于最高位置保持5秒,放松。反复练习,每次5分钟,每天2~3次。

③扩胸练习:双臂自然下垂于身体两侧,双肩向后做扩胸运动,于最大幅度保持5秒,放松。反复练习,每次5分钟,每天2~3次。

④含胸练习:双臂自然下垂于身体两侧,双肩向后做含胸运动,于最大幅度保持5秒,放松。反复练习,每次5分钟,每天2~3次。

(二)中末期

目标:继续增加关节活动度,增强肌力,恢复上肢功能。

1.运动疗法

(1)爬墙练习

前屈:患者面向墙壁站立,手指由下向上进行爬墙锻炼,肩关节达到极限活动度时,保持10秒,然后向四周运动,重复该动作10~20次。

外展:患者患侧靠墙站立,手指由下向上进行爬墙锻炼,肩关节达到极限活动度时,保持10秒,然后向四周运动,重复该动作10~20次。

(2)划圈练习

患者弯腰,上肢下垂,做上肢前后运动及划圈运动等,活动范围逐渐扩大,循序渐进,重复该动作10~20次。

(3)肩后伸练习

患者仰卧位,患侧上肢在床边自然下垂,感到疼痛时保持2~3分钟,待疼痛减轻后继续加大角度,至最大角度。反复练习,每组3~5次,每天1~2组。

(4)肩外展位外旋练习

仰卧位,肩关节外展90度,屈肘90度,健手握患侧手腕,患侧肢体完全放松,健手用力向头部方向推患侧前臂,感到疼痛时保持2~3分钟,待疼痛减轻后继续加大角度,至最大角度。每组3~5次,每天1~2组。

(5)肩外展位内旋练习

方法基本同上。健手用力向足部方向推患侧前臂。

(6)肩外展位后伸练习

患者双手交叉抱住颈项,相当于双耳垂水平线,两肘臂夹住两耳,然后用力向后活动两肘，重复进行。每组 3～5 次，每天 1～2 组。

（7）肩关节水平内收练习

仰卧位或坐位，肩前屈 90 度，肘屈曲 90 度，健手握患侧肘部，向胸前拉患侧上臂，患手尽量去触摸对侧肩部，感到疼痛时保持 2～3 分钟，待疼痛减轻后继续加大角度，至最大角度。每组 3～5 次，每天 1～2 组。

（8）肩关节的后伸、内旋、内收练习

坐位或站立位，身体保持伸直，双手背后，健侧手抓握患侧手腕，向上拉，使患侧手尽量接触对侧肩胛骨，不能弯腰。

（9）肩前屈力量练习

立位或坐位，躯干伸直，早期肌力较差时可以在屈肘 90 度位，上肢前抬起至无痛角度，不能耸肩，至最高位置保持 10 秒。反复进行，每组 20～30 次，组间休息 30 秒，4 组连续练习，每天 2～3 次。力量增强后肘关节伸直位练习，同时手中可握一定负荷。

（10）肩外展力量练习

方法基本同上。上肢外展练习。

（11）肩外旋力量练习

屈肘 90 度，上臂紧贴身体，橡皮筋一端固定，手橡皮筋的另一端，向外侧用力牵拉，至最大幅度保持 10 秒。反复进行，每组 20～30 次，组间休息 30 秒，4 组连续练习，每天 2～3 次。力量增强后肘关节伸直位练习，同时手中可握一定负荷。

（12）肩内旋力量练习

方法基本同上。手拉橡皮筋向内侧用力牵拉，使手靠近身体。

（13）利用器械练习

利用体操棒、绳索、滑轮、肋木、肩轮等器械进行力量练习。

（14）关节松动术

针对不同方向的运动障碍，分别应用分离牵引、长轴牵引、外展向足侧滑动、前后向滑动、后向前滑动等手法。

2. 理疗

理疗常用冲击波、红外线、蜡疗、超短波、微波疗法、中频电疗等。

① 冲击波：以体表解剖标志作为定位依据，并以触痛点为冲击点，避开重要

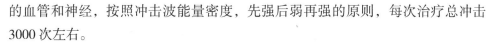

的血管和神经，按照冲击波能量密度，先强后弱再强的原则，每次治疗总冲击3000 次左右。

② 红外线：垂直照射患部，以有舒适温热感为准，每次 20～30 分钟，每天1 次，10 天为一疗程。

③ 蜡疗：患处盘蜡法，温度 42 摄氏度，每次 30 分钟，每天 1 次，20 天为 1疗程。

④ 超短波：患者仰卧位，采用对置法，无热或微热，10～15 分钟，每天 1次，10 天为 1 疗程。

⑤ 微波疗法：用圆形或鞍形辐射器，50～100 瓦，每次 15 分钟，每天 1 次，10 天为 1 疗程。

⑥ 中频电疗：电极并置 / 对置痛点或痛点周围，每次 20 分钟，每天 1 次，10 天为 1 疗程。

3. 推拿

患者坐位，医者用前臂及身体侧方夹住患肢，另一手在肩前、肩上、肩后做广泛、深透的滚法；医者用食、中指或拇指点揉、弹拨喙突、肩峰、大小结节、结节间沟、三角肌止点、秉风穴、天宗穴、肩贞穴等，力量由小到大，然后点按合谷、后溪、中渚；做肩关节的摇法；医者一手按揉患者的肩部，另一手托患侧肘关节，逐渐加大肩关节内收角度；医者身体前屈，将患侧上肢置于医者肩上，医者双手置于患肩上并向下按压，医者逐渐抬起上身；医者双手握住患侧腕关节，逐渐向上拔伸；医者一手按患肩，另一手握患者腕部向后拔伸，并逐渐接近人体后侧正中线，然后逐渐将腕关节上提；医者双手握患者手指，先使患侧上肢外展，在牵引的情况下，做连续、小幅度、均匀、快速的上下抖动；医者两手分别置于患肩前后做环旋揉动后结束。

4. 手术

对于一些比较难治且明显影响日常生活活动能力的肩周炎患者，一般采用关节镜技术松解粘连，术后要进行积极的康复。

① 术后 0～4 周：口服止痛药或非甾体类药物，局部冷敷，无热量超短波治疗，进行无明显疼痛的关节活动度练习。

② 术后 5～8 周：增强肩部肌力练习，改善肩部神经肌肉控制。

③ 术后 9～12 周：做肌肉的抗阻练习。

④ 术后 12 周以后：增加练习强度，使肩关节功能完全恢复。

第四节　肩峰下撞击综合征

肩峰下撞击综合征是指由于各种原因导致的肩峰下通道狭窄，当肩部上举或外旋时，肩峰与肱骨头之间的肩袖软组织结构受到反复撞击而引起的一系列症状。

一、损伤原因与机制

肩峰前外侧端形态异常、骨赘形成，肱骨大结节的骨赘形成，肩锁关节增生肥大，以及其他可能导致肩峰－肱骨头间距减小的原因，均可造成肩峰下结构的挤压与撞击。这种撞击大多发生在肩峰前 1/3 部位和肩锁关节下面。因肩袖、滑囊反复受到撞击，组织水肿、出血、变性，乃至发生肌腱断裂。部分患者具有肩部外伤史，大多数患者与长期过度使用肩关节有关。

二、症状与体征

① 疼痛：肩关节前外侧慢性钝痛，可放射到上臂或肘部，在受压、上举或外展活动时疼痛加重。

② 疼痛弧征：患臂上举 60～120 度范围出现疼痛或症状加重。疼痛弧征仅在部分患者中存在，而且有时与肩峰撞击综合征并无直接关系。

③ 肩关节活动受限：严重时出现肩关节活动受限，特别是肩外展。

④ 肌力减弱：肩的外展和外旋力量减弱，多因疼痛所致。

⑤ Neer 试验：医者一手固定患者的肩胛骨，一手使患者上臂被动前屈，导致肱骨大结节与肩峰撞击，出现疼痛即为阳性。

⑥ Hawkins 试验：上臂被动前屈 90 度，肘关节屈曲 90 度，同时上臂被动内旋，导致肱骨大结节与喙肩韧带相撞击，出现疼痛即为阳性。Hawkins 试验是对 Neer 试验的补充。

三、评定

① 疼痛的评定：运用视觉模拟评分法（VAS）进行量化评定。

②肌力评定：采用徒手肌力评定法（MMT）对康复不同阶段患肢和受累关节周围肌群的肌力进行评定。

③肩关节疼痛和功能障碍指数（SPADI）：采用丹麦版SPADI评分对患者肩关节功能进行评定。主要包括疼痛和功能相关13个问题。

④简明健康状况调查表（SF－36）评分：包括8个方面，即生理功能、生理职能、躯体疼痛、总体健康、活力、社会功能、情感智能和精神健康。

⑤关节活动度的测量：包括肩关节的前屈、后伸、内收、外展、内旋和外旋的角度。

四、康复治疗

（一）术前康复训练

术前康复训练体验，有助于患者掌握正确的锻炼方法，学会进行有效的自我评价，增强其感知及配合度。患者入院后，医者要对患者进行功能锻炼方法指导，检查患者锻炼方法的正确性及有效性，为术后制订康复训练计划奠定基础。

（二）术后康复训练

1.第1阶段（术日至术后第7天）

本阶段康复目标：维持肩关节的活动度，避免关节粘连。

（1）手术当天

患者肩关节前臂用吊带固定，肩关节外展45度，肘下垫软枕，抬高20～30度，肘关节屈曲90度，维持肩关节功能位。麻醉消失后，即开始被动活动。患者取半卧位，深呼吸，增加膈肌运动。患肢被动前屈，上臂置于患者体侧，被动外旋，腕关节做握拳放松动作，动作频率不宜过快，每组10次，每天2组。

（2）术后第1天

主要进行关节被动活动。①钟摆练习。患者弯腰90度，患侧上肢下垂，以健侧手扶住患侧手腕。患肩不用力，由健侧手用力推、拉患侧前臂，使患侧肘关节在所能达到的最大活动范围内划圈。每次逆时针划20圈，顺时针划20圈。②被动前屈上举。患者平卧于床上，伸直患侧上臂，健侧手扶患肢肘部。在患肢不用力的情况下，由健侧手用力使患肢尽可能上举达最大角度，并在该角度维持 2 分钟。每组 10 次，每天 2 组。此阶段患者常因疼痛不能有效配合，要做好解释，并在训练后局部冷敷 30 分钟，帮助患者减轻疼痛。

（3）术后第 2～3 天

增加肌力练习，主要是等长肌力锻炼，患侧手用力顶床或健侧手，每次均要用力，但同时又不能有肢体动作。①前部三角肌等长收缩锻炼。平卧床上，患侧手握拳，肘关节屈曲 90 度并紧贴在体侧。健侧手用力下压患侧手，患手用力向上顶健侧手。患侧肘关节背侧不能离开床面。②中部三角肌等长收缩锻炼。患者平卧床上，肘关节屈曲 90 度并紧贴在体侧。在保持身体、肩关节、上肢位置不动的前提下，做患肢向外抬起的动作。③后部三角肌等长收缩锻炼。平卧床上，患侧肘关节屈曲 90 度并紧贴在体侧。健手扶住患侧前臂，患侧肘关节背侧用力向下压床。以上 3 个动作，每个 10 秒，完成 3 个动作为 1 次，每组 10 次，每天 2 组。

（4）术后第 4～7 天

在之前训练的基础上，增加被动关节活动范围和肌力练习。①被动体侧外旋。患者平卧床上。患侧肘关节屈曲 90 度并紧贴在体侧。健侧手用一根木棒顶住患侧手掌。在维持患侧肘关节紧贴体侧的同时，尽力向外推患侧手，达到最大限度时维持 2 分钟。②体前内收。患者站立位，健侧手扶患侧肘关节。用力使患侧上肢抬平后，将患侧肘关节尽力拉向胸前，越贴近胸前越好。在最贴近胸部的位置维持 2 分钟。③被动内旋。患者站立位，患肢背在背后，健侧手背在脑后，两手分别握住一条毛巾的两端。在患肢不用力的情况下，由健侧手通过所握的毛巾尽力将患手向上拉，达到最大限度时维持 2 分钟。④被动外展位外旋。患者平卧床上。患侧肘关节屈曲 90 度，医者帮助患侧肩关节外展 90 度并将其前臂逐渐压向床面。达到最大限度时维持 2 分钟。以上 4 个动作完成 10 次为 1 组，每天 2 组。此阶段站立位训练增加，要做好安全保护，防止患者跌倒。

2. 第 2 阶段（术后第 8～14 天）

该阶段康复目标：增加肩关节活动范围，减轻肩关节疼痛。功能锻炼重点是助力主动活动和主动关节活动范围练习。

（1）术后第 8～10 天

继续第 1 阶段的被动肩关节全范围关节活动训练，增加助力主动和主动关节活动范围练习。①助力主动运动。动作 A：平卧位，两手并在一起，握住一根较短的木棍。以健侧上肢带动患侧上肢一同抬起。动作 B：双手一同握住一根较长的木棍，两手间分开一定的距离。同样以健侧上肢带动患侧上肢一同抬起。②等长肌力锻炼。前部三角肌等长收缩锻炼：患者面对墙壁站立，患肢位于体侧。肘关节屈曲 90 度。以患侧拳头用力顶面前的墙壁。其力度为保持身体、肩关节、肘关节不移动的情况下所用最大力量。中部三角肌等长收缩锻炼：患者侧面靠墙站立，患肢垂于体侧，肘关节屈曲 90 度，用前臂外侧顶住墙的同时做患肢向上、外抬起的动作。在保持身体、肩关节、上肢位置不动的前提下，以最大的力量向外顶墙。后部三角肌等长收缩锻炼：患者背靠墙站立，患肢垂于体侧，肘关节屈曲 90 度，患侧肘关节背侧顶住墙壁。肘部用力向后顶墙。在保持身体、肩关节、上肢位置不动的前提下，以最大的力量顶墙。③等张肌力练习。扩胸练习，健侧手托住患侧上肢垂于体侧，用力将两侧肩胛骨向背部中线夹紧。④耸肩练习。健侧手托住患侧上肢垂于体侧，用力耸肩。以上 4 个系列动作完成 10 次为 1 组，每天 2 组。

（2）术后第 11～14 天

加大训练力度。①助力主动运动：平卧位，患侧手握一 0.5 公斤左右重物。在健侧手帮助的情况下，患侧手自行将重物逐渐抬起。逐渐过渡为坐位和站立位。②肩袖肌肉的等长收缩练习：站在墙边，患侧肘关节屈曲 90 度。保持肘部紧贴身体。手顶墙，做使患侧前臂外旋的动作。以上系列动作完成 10 次为 1 组，每天 2 组。

3. 第 3 阶段（术后第 3～8 周）

该阶段康复目标：强化肩关节周围力量，有效提高肩关节活动范围。康复重点为恢复患者的日常生活自理能力。可以进行肩关节各个方向的主动活动，鼓励患侧手参与日常生活活动。包括洗脸、刷牙、梳头、系带、穿上衣、洗澡、如厕等。注意肩关节不能负重，如提重物等。

（1）术后 3～4 周

在第二阶段的主动关节活动度训练基础上，增加关节活动范围锻炼。①前屈牵拉。患者坐在桌边，以患侧靠近桌子，患侧手扶在桌上，逐渐弯腰，同时使患侧手在桌面上尽量伸向远方。在达到最大程度时维持 2 分钟。之后，患者面对墙站立，患肢抬高，患侧手扶在墙上，使身体尽量贴近墙面，手尽力伸向上方。在达到最大程度时维持 2 分钟。②外展牵拉。患侧身体侧面对墙站立，患肢抬高，手扶在墙上，使身体尽量贴近墙面，手尽量伸向上方，在达到最大程度时维持 2 分钟。③外展 90 度外旋牵拉。找一处比上身宽度略宽的门框，将两臂抬平，肘关节屈曲，双侧前臂扶在门框上，使身体尽量向前倾，达最大程度时保持 2 分钟。④内旋牵拉。双手背在身后，扶住一长椅椅背。保持双手抓住椅背的情况下，由站立位逐渐下蹲，达最大程度下蹲后保持 2 分钟。以上系列动作完成 10 次为 1 组，每天 2 组。

（2）术后 5～8 周

加强肌力练习。①抗阻前屈上举。站立位，患侧手握一大约 0.5 公斤的重物（或拉弹力带），肘部伸直，上肢向前方抬起最大限度，维持 2 分钟。②抗阻内旋。在墙上固定一个滑轮，其高度大约与患者站立时肘关节高度平齐。穿过滑轮吊约 0.5 公斤重物。患者站在墙边，患侧上肢靠近墙，健侧上肢远离墙。患侧肘部屈曲 90 度，并使其紧贴身体，患侧手握住连有重物的绳子的尾端，用力使患侧前臂旋向体前，拉起重物。③抗阻外旋。滑轮固定同抗阻内旋训练，但患侧手握连有重物的绳子的尾端，用力使患侧前臂旋向身体外侧。④抗阻后伸。患侧手拉住连有重物的绳子的尾端，用力向后拉绳子，使重物被拉起。⑤抗阻前屈。患侧手拉住连有重物的绳子的尾端，用力向前拉绳子，使重物被拉起。⑥抗阻外展：患侧手握连有重物的绳子的尾端，用力使患肢向外抬起，拉动重物。以上系列动作完成 10 次为 1 组，每天 2 组。

4. 第 4 阶段（术后 3～6 个月）

本阶段康复目标：循序渐进，全面康复。肩关节可以向上、下、左、右、前、后等各个方向进行大范围的活动。开始适当的投掷运动，恢复体力劳动和体育运动。同时增加负重训练。①哑铃俯卧位抗阻训练。平卧位，患肢向前伸直。手握 2.5 公斤重物，用力向上推重物，使自己的肩胛骨立起，达到垂直于床面的状态。②抗阻内旋、抗阻外旋：方法同前一阶段。

第五节　肱二头肌长头肌腱腱鞘炎

肱二头肌长头起于肩胛骨盂上结节，肌腱经结节间沟下行，至上臂中段与短头汇合，形成肌腹。肱二头肌长头腱鞘是由结节间沟和肱横韧带构成的骨性纤维通道，长约 5 厘米。在外伤、慢性劳损、寒冷刺激等因素的作用下，肱二头肌长头肌腱腱鞘周围出现的无菌性炎症反应。此炎症反应可使周围肌腱发生充血、水肿、粘连，引起的肩关节疼痛及活动功能障碍，称为肱二头肌长头肌腱腱鞘炎。

一、损伤原因与机制

本病病因如下。

①急性外伤：急性外伤可导致腱鞘受损，如肩峰下撞击，容易出现炎症反应，同时外伤可导致结节间沟变浅，表面粗糙不平，更容易加剧肌腱磨损。②慢性劳损（机械磨损）：肱二头肌长头腱由于其特殊的解剖结构，在日常生活和工作中，容易发生肌腱与骨性隆起及腱鞘磨损，久而久之腱鞘易出现无菌性炎症。③炎症反应：肱二头肌长头腱鞘与肩关节腔相通，肩关节的慢性炎症也容易引起长头肌腱腱鞘充血、水肿、细胞浸润，甚至纤维化、腱鞘增厚、粘连形成，使肌腱滑动功能发生障碍。

二、症状与体征

①疼痛：疼痛主要位于肩关节前部，尤其在结节间沟及其上方，疼痛可向三角肌下放射，急性期为剧痛，慢性期为酸痛。一般在活动后和夜间疼痛较为明显，休息后可减轻。

②关节活动受限：早期肩关节活动无明显受限，随着病情的发展，部分患者可出现肩关节前屈、外展活动受限，严重者可出现肩关节僵硬、肌肉萎缩甚至冻结肩等。

③压痛：结节间沟处和长头肌腱处有压痛，有时可触及局部条索状物。

④肱二头肌阻力试验（叶加森征）：检查时要求患者屈曲肘关节，医者一手握住患者肘关节，另一手握住手腕，要求患者用力伸展肘关节，医者给予阻力。如肩关节前有疼痛，则为阳性。

⑤Speed征试验：患侧肘关节伸直，抗阻力下做肩前屈活动，若结节间沟部出现疼痛或疼痛程度加重为阳性。三角肌、斜方肌等有时也有不同程度的痉挛。

⑥影像学检查：X线检查一般无异常改变；磁共振成像（MRI）可显示损伤情况。

三、评定

①疼痛的评定：运用视觉模拟评分法（VAS）对疼痛程度进行量化评定。

② 关节活动度的测量：包括肩关节的前屈、后伸、内收、外展、内旋和外旋的角度。

③ 日常生活活动能力（ADL）的评定：临床常用 ADL 评定量表，主要有 Barthel 指数和功能独立性评定（FIM）。

④ 肌力的评定：采用徒手肌力评定法（MMT）对患肢和受累关节周围肌群的肌力进行评定。

四、康复治疗

（一）药物治疗

减少手部活动，外涂中药红花油等活血消肿的药物，贴敷膏药，口服非甾体类消炎药，必要时进行局部封闭治疗，将利多卡因与醋酸曲安奈德注射到腱鞘内。病情初期的患者，一针即可见效，对于顽固的患者可每周进行 1 次，但不得超过 4 次。

（二）运动疗法

肱二头肌长头腱鞘炎的康复锻炼主要针对肩关节活动受限和康复锻炼，主要包括肩关节活动度训练及上肢肌肉力量训练。

1. 屈肘抗阻练习

患者坐立位或站立位，肩屈曲 20 度，手臂外旋，选择 1 公斤或 2 公斤的哑铃，进行肘关节的屈伸练习，每周 3～4 次，每次 3～4 组，每组 12～15 个。

扫描二维码
观看视频

2. 侧上举训练

训练侧上举的方法有肋木运动和滑轮吊环运动。

①肋木运动：患者患肩对着肋木，患侧上肢屈肘，手握肋木，双腿缓慢屈曲下蹲，稍停顿后，起立，还原。反复进行 10～20 次。

②滑轮吊环运动：患者双手分别握着系于滑轮上的吊环，两臂外展伸直，健侧上肢上下拉动吊环，使患侧肩关节做侧上举的运动。反复进行 10～20 次。

3.前上举训练

训练前上举的方法有棍棒运动和爬梯运动等。

①棍棒运动：患者双手握体操棍，两手间距比肩稍宽，以健侧上肢带动患侧肢体前上举，稍停顿后，还原。反复进行 10～20 次。

②爬梯运动：患者患侧肩关节面对运动梯，患侧肩前上举，以手指逐级攀爬阶梯。反复进行 10～20 次。

4.后上举训练

训练后上举的方法有肋木运动和棍棒运动。

① 肋木运动：患者背向肋木，双手手心向上握住肋木，屈膝缓慢下蹲，稍停顿后，起立，还原。反复进行 10～20 次。

② 棍棒运动：患者两手持体操棒竖置于体后，健侧手在上（臂弯曲），手的虎口向下握棒，患侧手在下（屈肘），手的虎口向上握棒。健侧逐渐伸直，用手将棒向上拉患侧手，还原。反复进行 10～20 次。

5.张手握拳练习

用最大力量张开手掌和分开手指保持 2 秒，再用最大力量紧握住拳头保持 2 秒，反复进行，每小时 5 分钟。同时屈伸腕关节，在手术后局部制动的早期进行此练习，有助于促进循环、消退肿胀、防止深静脉血栓。

6.前部三角肌的等长收缩

患者平卧床上，肘下垫枕。患侧手握拳，曲肘 90 度，紧贴在体侧或置于肩胛骨平面。在保持上肢位置不动的前提下，健手用力下压患侧手，患手用力向上顶健侧手。患肘关节的背侧不能离开床面。每次 10 秒，每组 10～20 次。

7.中部三角肌等长收缩锻炼

患者平卧床上，肘下垫枕。患侧手握拳，曲肘 90 度，紧贴在体侧或置于肩胛骨平面。在保持上肢位置不动的前提下，用患侧上臂的外侧顶住墙或健侧提供负荷，使患肢向外抬起。每次 10 秒，每组 10～20 次。

8. 后部三角肌等长收缩锻炼

患者平卧床上，肘下垫枕。患侧手握拳，曲肘 90 度，紧贴在体侧或置于肩胛骨平面。在保持上肢位置不动的前提下，健手扶住患侧前臂，患侧肘关节背侧用力向下压床。每次 10 秒，每组 10～20 次。

9. 肱二头肌（屈肘）肌力练习

坐或站立位，上臂保持一定位置不动，手握哑铃，拳心向上，前臂向内弯曲（即弯曲肘关节）至 50～60 度。每次 10～15 秒，每组 10 次，每天 2～4 组。

10. 肱三头肌（伸肘）肌力练习

坐位，上体前倾，手握哑铃，手臂伸直，于体侧向后伸直至与地面平行。每次 10～15 秒，每组 10 次，每天 2～4 组。

（三）推拿疗法

急性期：患者坐位，医者一手托住患肢，使患肢外展，另一手在患肩前做揉法。力量宜小，速度宜慢，时间宜长。

慢性期：患者坐位，医者一手托住患肢，使患肢外展，另一手在患肩前做滚法，力量宜小，速度宜慢，时间宜长；在患处涂少量按摩乳，医者单手拇指着力按压结节沟处，并做上下推捋；医者一手拇指按压结节沟处，并左右拨动；医者一手扶肩，一手托肘，做肩关节摇法，重点是在外展外旋位摇动肩关节；最后在局部做擦法，以透热为度。

（四）理疗

① 超声波：患者坐位，采用直接接触移动法，强度为每平方厘米 1.5 瓦特，每次 15～20 分钟，每天 1 次，10 天为 1 疗程。

② 中频电疗：电极并置 / 对置痛点或痛点周围，每次 20 分钟，每天 1 次，10 天为 1 疗程。

第六节　肩袖损伤

肩袖损伤是指肩袖肌腱及肩峰下滑囊的损伤性炎症。肩袖是由冈上肌、冈下肌、小圆肌和肩胛下肌四块肌肉的肌腱共同组成，此肌腱止于肱骨大、小结节，把肩胛骨与肱骨相互连接，形状像袖口把肱骨包裹在盂窝，故名肩袖。肩袖有悬吊肱骨、稳定肱骨头和协助三角肌外展的作用。肩外侧肌肉有两层，外层是三角肌，内层是肩袖，两层肌肉之间是肩峰下滑囊。

一、损伤原因与机制

肩袖损伤的主要原因有：肩部慢性撞击性损伤，肩袖组织因长期遭受到肩峰撞击、磨损；创伤，运动时过度转肩或外展；医源性损伤，手法治疗时用力过大。

发生机制：①退变学说。年龄增长会使肩袖发生组织变性、钙化、弹性下降，同时也会发生骨赘的形成和肌纤维在止点处排列紊乱。②撞击学说。肩袖位于喙肩弓和肱骨头大结节之间，当肩外展上举时，如果肩袖肥大或肩峰下和肩锁关节退变/骨赘形成或低位肩峰和肩峰前下方钩状畸形，肩袖容易受到喙肩弓的撞击，从而发生充血、水肿、变性，甚至断裂。③血运学说。冈上肌腱的血供来自骨止点的血管（即旋肱前动脉的前外侧支）和肌腹的血管（即肩胛上动脉的分支），在骨血管与肌血管的分界处即乏血管区会随着年龄增长而退变，出现肌纤维的坏死断裂、弹性减少和脆性增加。④创伤学说。暴力会引起肩袖的急性损伤，反复微小创伤会引起肩袖的慢性损伤。

二、症状与体征

（一）肩部疼痛

多在肩前外侧和前侧，可向斜方肌、上臂及前臂放射。呈撕裂样痛，活动后加重，夜间疼痛加重，可因疼痛难以入眠，或者在睡眠中突然惊醒，肩外展上举疼痛加重。肩峰前外缘与肱骨大结节处有压痛。

（二）肌肉萎缩

随着病程的延长，可出现乏力，特别是外展乏力，出现不同程度的冈上肌和三角肌萎缩。

（三）肩袖撕裂的常见症状

手臂移动时疼痛，尤其是举过头顶或对抗阻力时，夜间疼痛，肩部无力（轻微撕裂时难以察觉）。突发的、严重的撕裂的症状为，肩部有爆裂声或撕裂感，肩部立刻出现疼痛，抬起或旋转手臂时感到无力或疼痛。疼痛和无力导致活动范围受限，无法抬起手臂。肩部或上臂可能有瘀伤。

（四）特殊检查方法

1.冈上肌的检查方法（肩关节外展功能）

① 落臂试验：医者将患者肩关节外展至90度以上，屈曲30度，拇指向下，患肩不能保持位置，无力坠落者为阳性。此试验用于检查冈上肌维持姿势功能。

② 0度外展抗阻试验：上肢位于身体的侧方，患者对抗检查者的阻力，用力外展，出现疼痛则为阳性。该试验用于检查肩关节外展30度的起始功能。

③ Jobe试验（空罐试验）：肩关节水平位内收30度，冠状位外展80～90度，肩内旋、前臂旋前使拇指指尖向下，双侧同时抗阻力上抬。医者于腕部施以向下的压力。患者感觉疼痛、无力者为阳性，提示冈上肌损伤。

2.冈下肌的检查方法（肩关节外旋功能）

① 坠落试验：患者取坐位，肩关节在肩胛骨平面外展90度，屈肘90度，检查者使肩关节达到最大程度的外旋，然后放松嘱患者自行保持该位置。若患者无力保持最大外旋，手从上方坠落，至肩内旋，则为阳性，提示冈下肌、小圆肌损伤。

② 外旋减弱征：患者肘关节屈曲90度，肩关节在肩胛骨平面外展20度。医者一只手固定肘关节，另一只手使肩关节外旋达最大程度，然后放松，嘱患者自行保持最大外旋。若外旋度数逐渐减少，则为阳性，提示冈下肌、小圆肌损伤。

③ 外旋抗阻试验（ERRS）：患者肩处于内收位，屈肘90度，肘部处于体侧并夹紧。嘱患者抗阻力将双肩外旋，使双手远离体侧，若出现肩部疼痛则为阳性，也提示冈下肌、小圆肌损伤。

3.肩胛下肌的检查方法（肩关节内旋功能）

① 抬离试验：患者将手背置于下背部，手心向后。然后嘱患者将手抬离背部，必要时可以适当给予阻力。若患者手无法抬离背部，则为阳性，提示肩胛下肌损伤。

② 压腹试验：又称拿破仑（Napoleon）试验，患者将手置于腹部，手背向前，屈肘 90 度，肘关节向前。医者将患者手向前拉，而嘱患者抗阻力做压腹部的动作。患者在将肘向前时不能保持手压腹的力量或肩后伸则为阳性，提示肩胛下肌损伤。另一个方法是双侧压腹部，医者压肘部，通过肌力来判定肩胛下肌损伤情况。

③ 内旋衰减征（IRLS）：患者将手置于下背部，屈肘约 90 度，手心向后。医者将患者的手和前臂向后拉离背部至最大肩内旋度数，然后放松嘱患者自行保持该位置。患肩无力保持者为阳性，提示肩胛下肌损伤。

三、评定

① 关节活动度的测量：用测角器测量肩关节的屈、伸、外展、内收、内旋、外旋等活动度。

② 肌力的评定：采用徒手肌力评定法（MMT）对患肢和受累关节周围肌群的肌力进行评定。

③ 疼痛的评定：运用视觉模拟评分法（VAS）进行量化评定。

④ 日常生活活动能力的评定：临床常用 ADL 评定量表，主要有 Barthel 指数和功能独立性评定（FIM）。

四、康复治疗

（一）非手术治疗

早期冷敷、制动，口服非甾体类抗炎药，痛点固定者可封闭注射，炎症控制后进行肩部肌肉的力量练习，同时配合理疗、中药、针灸、推拿等。

① 中药治疗：肝肾亏虚者选用独活寄生汤加减，外感风寒者选用桂枝汤加减，气滞血瘀者选用复元活血汤或血府逐瘀汤加减。

② 针刺治疗：以手三阳经为主，穴位选用，近取肩三针、秉风、天宗等穴，

选取合谷、外关、曲池等穴位。

③推拿：患者坐位，医者用轻柔的滚法放松肩部肌肉，拿捏冈上肌、斜方肌等肩部肌肉，点按、弹拨压痛点，按揉合谷、曲池等穴，对患肩进行拔伸牵引、摇摆抖动，每次 20 分钟，每天 1 次，10 天为 1 疗程。

④超声波：患肩接触，缓慢移动，强度为 1.5 瓦特 / 平方厘米，每次 15～20 分钟，每天 2 次，间隔 4 小时，10 天为 1 疗程。

⑤中频脉冲：电极并置 / 对置痛点或痛点周围，每次 20 分钟，每天 1 次，10 天为 1 疗程。

⑥封闭治疗：常用泼尼松龙混悬液和利多卡因注射液做痛点封闭注射，每周 1 次，共 2～3 次。

⑦药物治疗：因疼痛影响生活和工作，适当口服非甾体类消炎药物；肌肉痉挛明显者应用肌肉松弛剂；疼痛严重明显影响睡眠者，适量口服镇静药物。

（二）手术治疗

对大的和巨大的肩袖撕裂及保守治疗 6 个月以上无效患者，主张手术治疗。术后康复方案如下。

扫描二维码
观看视频

1. 早期（术后 0～6 周）

（1）手术当天

麻醉消退后，患侧手臂下垫枕，活动手指和腕关节。尽量大范围活动腕关节，每组 30 次，每天 3～4 组。

（2）术后 1 天

进行"张手握拳练习"。用力张开手掌保持 2 秒，然后握拳至最大力量，保持 2 秒，放松后重复，每小时 5～10 分钟。

（3）术后 3 天

①摆动练习：体前屈（弯腰）至上身与地面平行，在三角巾和健侧手的保护下摆动手臂。首先是前后方向的，待适应基本无痛后增加左右侧向的，最后增加绕环（划圈）动作，逐渐增大活动范围，但不超过 90 度，每个方向 20～30 次为 1 组，每天 1～2 组，练习后即刻冰敷 15～20 分钟。

②耸肩练习：耸肩至可耐受的最大力量，保持 2 秒，放松后重复，每组 30 次，每天 3～4 组。

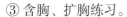

③含胸、扩胸练习。

（4）术后1周

①开始进行肘关节主动运动练习。屈肘哑铃练习：站立位，双脚与肩同宽。双手持哑铃，一手缓慢地将哑铃屈肘举起，然后缓慢放下，另一手重复该动作。注意不要快速的活动以及摇摆手臂。一组8次，一天3组，每周3天。伸肘哑铃练习：一手持哑铃，缓慢伸直手肘，在顶端保持2秒后放下，然后缓慢地放下哑铃至初始位置。一组8次，一天3组，每周3天。②平卧位，健手带动患手肩关节前屈练习。③平卧位，健手带动患手肩关节外展练习。④平卧位，屈肘，健手带动患手肩关节外旋练习。

（5）术后2～3周

①手臂前抬练习：手臂在体前抬起至无痛角度，不得耸肩。于最高位置保持2分钟，休息5秒，连续5次为1组，每天2～3组。力量增强后伸直手臂进行。②手臂体侧抬起练习：手臂在体侧抬起至无痛角度，不得耸肩。于最高位置保持2分钟，休息5秒，连续5次为1组，每天2～3组。力量增强后伸直手臂进行。③耸肩练习。④屈伸肘关节练习。

（6）术后4～6周

除进行上述练习、肩外展45度外旋／内旋练习外，还应进行前屈、后伸，外展抗阻练习。外旋哑铃练习：侧卧位，下方的手臂枕于头下，伤侧持哑铃，肘关节屈曲90度，缓慢外旋，然后缓慢放下。注意在外旋过程中不要旋转躯干。一组8次，一天3组，每周3天。内旋哑铃练习：侧卧位，患侧手臂在下，持哑铃，屈曲肘关节90度，缓慢内旋，然后缓慢放下。注意在内旋过程中不要旋转躯干。一组8次，一天3组，每周3天。

2. 中期（7～12周）

①7～10周，继续加强关节活动度及肌力练习。
②10～12周，开始强化肌力练习。

3. 后期（13～16周）

①进行肩关节和上肢抗阻肌力练习。
②18～21周，开始间断体育活动。
③21～26周，继续进行关节活动度练习和力量练习。

CHAPTER 04

第四章
肘臂部损伤的康复

肘臂具有将肩部的力量传递到手的作用，在日常生活和体育运动中发挥着重要的作用。

第一节　肱骨干骨折

肱骨干骨折是指肱骨外科颈下 1 厘米至肱骨外上髁 2 厘米处的骨折。多发于肱骨干的中部，其次为下部，上部最少。由于许多肌肉的附着点均在肱骨上，所以一旦骨折发生，常因为肌肉的牵拉，导致骨折端移位、外角短缩和旋转畸形。在肱骨中下 1/3 后外侧桡神经沟内有桡神经通过，紧贴骨面下行，此处发生骨折，常合并桡神经损伤。下 1/3 骨折易发生骨不连。

一、损伤原因与机制

在体育运动过程中，肱骨干骨折多由直接或间接暴力所致，如拳击、跆拳道、柔道运动员由对方重击所致，或运动员在跑步过程中摔倒后由肘部支撑导致骨折，掰手腕时可导致螺旋形骨折，猛力投掷（铅球、标枪等）会引起肱骨下 1/3 骨折。肱骨干骨折的 AO 分型如表 4-1 所示。

表 4-1　肱骨干骨折的 AO 分型

分型	特点	亚型	特点
A 型	简单骨折	A1 型	简单螺旋骨折
		A2 型	简单斜行骨折 ≥ 30 度

续表

分型	特点	亚型	特点
		A3 型	简单横断骨折 <30 度
		B1 型	螺旋楔形骨折
B 型	合并一附加的骨折块：楔形或蝶形骨折块	B2 型	弯曲楔形骨折
		B3 型	粉碎楔形骨折
		C1 型	螺旋形复杂骨折
C 型	复杂骨折，如复杂螺旋骨折、双骨折或粉碎骨折	C2 型	多段复杂骨折
		C3 型	不规则复杂骨折

二、症状与体征

伤后上臂立刻出现局部疼痛、肿胀明显、畸形、异常活动、相邻关节活动困难，骨折局部有环形压痛及纵轴叩击痛。如合并桡神经损伤，可出现典型垂腕畸形和伸拇、伸掌指关节功能丧失，第 1～2 掌骨间背侧皮肤感觉障碍。如合并肱动脉损伤，需要检查甲床的充盈情况、皮肤温度和远端动脉的搏动情况。

X 线检查可明确骨折类型、部位和移位方向。

三、评定

① 手法肌力检查：采用徒手肌力评定法（MMT）对三角肌、背阔肌、胸大肌、肱二头肌、肱三头肌的肌力进行评定。

② 关节活动度的评定：测量肩关节各康复阶段前屈、后伸、外展、内收的活动度及上臂的内、外旋，肘关节伸、屈度。

③ 疼痛的评定：运用视觉模拟评分法（VAS）对疼痛程度进行量化评定。

④ 肌电图检查：可明确诊断损伤的部位和程度，如合并桡神经损伤的患者，应用肌电图还可以检测神经肌肉的恢复情况。

⑤ 一般检查：检查局部皮肤是否正常，有无破损、窦道畸形、是否肿胀，压痛，有无异常的活动。

⑥ 围度测量：手术后不同康复阶段，用软尺测量上臂，前臂肌肉的周径（与健侧对比测量更好）。

⑦ Constant-Murley 肩关节评分：分数越高，代表肩关节功能越好，反之越差。

⑧ Mayo 肘关节评分系统，评分越高，代表肘关节功能越好，反之越差。

⑨ 若患者合并桡神经损伤，则根据中华医学会手外科学会桡神经修复后功能试用标准进行评分，综合评价分级为："优" 13~16 分；"良"，9~12 分；"可"，5~8 分；"差"，≤ 4 分。

四、康复治疗

（一）目的

康复治疗的目的是促进骨折愈合，尽快恢复肘关节活动范围，同时恢复肩肘关节周围肌肉力量，避免引起关节功能障碍而影响日常生活能力。

（二）康复方案

1.第一阶段（术前）

鼓励患者进行患手抓空增力和掌屈背伸的功能锻炼，每天 2~3 次，每个动作做 10~30 次，随着肿痛减轻及个人耐受逐渐增加，每 1~2 小时 1 次，每个动作做 30~50 次，每次坚持 5~10 秒。

2.第二阶段（术后 1 周）

① 术后 0~3 天：主要是卧床休息、制动，可做张手握拳，腕关节屈、伸展等活动。每天 2~3 组，每组动作 30~50 次。

② 术后 3~7 天：3 天以后疼痛减轻，可在健肢帮助下开始肩肘关节的主动被动训练，上臂前臂肌群的等长收缩练习，每天 2~3 组，每组 30~50 次。

3.第三阶段（术后 1~2 周）

术后 1 周，进行肩肘关节的主动屈伸锻炼及肌力锻炼，每天总的活动时间为 3~6 小时，分 3 次完成。以肘关节伸直为 0 位，它的活动度是屈曲 135~150度，后伸 10 度。

① 肘部伸屈：坐位，患肘放在桌面的枕头上，手握拳，用力缓慢屈肘、伸

肘，反复 3 次。

②手拉滑车：安装滑车装置，患手在滑车下，坐位或站立，两手持绳的两端，以健肢带动患肢，缓慢来回拉动绳子，反复 3 次。

③弓步云手：双下肢前后分开，呈弓步站立，用健手拖住患肢前臂使身体重心前后移动，双上肢屈肘，前臂靠在胸前，再使身体重心向前，同时把患肢前臂在同水平上做逆时针或顺时针方向弧形伸出，前后交替，重复 3 次。肘关节屈伸活动时要轻柔，避免强力活动。

4.第四阶段（术后 2～3 周）

继续关节活动及肌力练习。增加旋转肩关节运动（即身体向患侧倾斜，屈肘 90 度，使上臂与地面垂直，以健手握住腕部，做画圈动作）、双臂上举运动（即两手置于胸前，十指相扣，屈肘 45 度，用健肢带动患肢，先使肘屈曲 120 度，双臂同时上举，再缓慢放回原处）。每天 2～3 次，每次 15～30 分钟。

5.第五阶段（术后 4～6 周）

强化上肢肌力练习，逐步开始抗阻练习，继续加强上肢各关节活动度练习，逐步增加锻炼时间。

6.第六阶段（术后 6～8 周）

继续强化上肢肌力，增加肩肘关节活动度的训练。

若合并桡神经损伤，可使用神经肌肉电刺激等物理因子治疗，加强上肢伸肌练习，伸腕、伸指练习等，进行打字、飞镖游戏等作业治疗，还可使用支具固定，使腕背伸 30 度，指关节伸展，拇指外展。

第二节　尺骨鹰嘴骨折

尺骨近端后方位于皮下的突起为鹰嘴，与前方的尺骨冠状突构成半月切迹，此切迹与肱骨滑车形成关节。尺肱关节只有屈伸活动，尺骨鹰嘴骨折属关节内骨折。

一、损伤原因与机制

直接暴力和间接暴力均可导致尺骨鹰嘴骨折。间接暴力：摔倒时肘关节处于伸直位，外力传达至肘，肱三头肌牵拉而造成撕脱骨折，骨折线可能为横断或斜行，两骨折端有分离。直接暴力：摔倒时肘关节屈曲着地，或者直接打击到肘后，造成粉碎性骨折，骨折端多无分离。

类型：Ⅰ型为撕脱骨折；Ⅱ型为横形或斜形骨折；Ⅲ型为粉碎性骨折；Ⅳ型为靠近冠状突水平的骨折，造成前脱位。

二、症状与体征

若骨折端没有明显位移，骨折后会出现肘关节肿胀、疼痛和压痛。若骨折有位移，会导致肘关节脱位，就会引起肘关节明显的肿胀，并且在肘关节后方可触及凹陷，在按压时还会触及骨折端相互摩擦，引起的骨擦音和骨擦感，在骨折部位还能够触及异常活动，并且会导致肘关节功能丧失。

X线检查可明确骨折类型、部位和移位方向。

三、评定

① 肌力检查：采用徒手肌力评定法（MMT）对肱二头肌、肱肌、肱桡肌的肌力进行评定。

② 关节活动度的评定：测量肘关节伸、屈度。

③ 疼痛的评定：运用视觉模拟评分法（VAS）对疼痛程度进行量化评定。

④ Mayo 肘关节评分：评分越高，代表肘关节功能越好，反之越差。

⑤ 一般检查：局部皮肤是否正常，有无破损、窦道畸形、是否肿胀，压痛，有无异常的活动。

⑥ 围度：用软尺测量上臂、前臂肌肉的周径。

⑦ Constant-Murley 肩关节评分：分数越高，代表肩关节功能越好，反之越差。

四、康复治疗

无位移的骨折，应用石膏或支具外固定。若有移位或合并神经血管损伤保守治疗无效，采用手术治疗。无论是非手术治疗还是手术治疗，患者都需要肘关节制动，而关节制动后易形成肘关节的粘连，所以康复治疗是非常必要的。

（一）运动疗法

1.第一阶段（术后0～4周）

一般采用肘关节功能位石膏固定4～6周。石膏未拆除前，肘关节局部不能活动，以免造成新的损伤或影响组织愈合。为避免整个上肢的功能下降过多，以及其他并发症的发生，应尽早并尽量多活动手和腕关节及肩关节。"张手握拳"练习，用力、缓慢、尽可能张开手掌，保持2秒，用力握拳保持2秒，反复进行，在不增加疼痛的前提下尽可能多做。

2.第二阶段（术后4～12周）

去除石膏固定，开始逐步恢复肘关节功能。

（1）被动肘关节屈曲角度练习

患侧充分放松，健侧手握住患侧腕关节，在患侧疼痛可耐受范围内逐渐增加屈曲角度。两周后达到90度范围以上，一般每周增加10度。肌肉完全放松后，身体逐渐前倾，使逐渐加大肩关节屈曲角度，凡是涉及关节反复屈伸动作的练习结束后冰敷15～20分钟，如在平时有关节肿胀、疼痛、发热等症状，可随时冰敷。

（2）伸展练习

患者坐位，伸肘，拳心向上，将肘部支撑固定于桌面上，前臂及手悬于桌外。肌肉完全放松，使肘在自重或重物作用下缓慢下垂伸直，至疼痛处应停止，待组织适应疼痛消失后再加大角度。一般为每次10～15分钟，每天1～2次。

（3）静力性肌肉练习

①屈肘肌力练习：坐位或站立位，上臂保持一定的位置不动，手握哑铃等重物，拳心向上，前臂向内弯曲，坚持至力竭放松1次，每组5～10次，每天2～4组。②伸肘肌力练习：坐位，上体前倾，上臂紧贴于体侧向后伸直至与地面平行，屈肘，手握哑铃等重物，抗哑铃等重物的阻力伸直肘关节，上臂始终贴于体侧。坚持至力竭放松为1次，每组5～10次，每天2～4组。

3.第三阶段（术后3个月后）

被动关节活动练习：继续以上训练，逐渐恢复正常关节活动度。强化肌肉练习：继续以上练习，并逐渐增加练习的强度。

4.第四阶段（恢复运动期）

全面恢复关节活动角度及肌肉力量，开始对抗及专项练习，注意循序渐进，避免暴力。

（二）理疗

3～6 周根据病情采用以下理疗进行治疗。①超短波：患者仰卧位，采用对置法，无热或微热，10～15 分钟，每天 1 次，10 天为 1 疗程。②红外线：垂直照射患部，以有舒适温热感为准，每次 20～30 分钟，每天 1 次，10 天为 1 疗程。③蜡疗：患处盘蜡法，温度 42 摄氏度，每次 30 分钟，每天 1 次，20 天为 1 疗程。

第三节　桡骨小头半脱位

桡骨小头半脱位是一种常见病，常因外力过度牵引所致，好发于 1～4 岁的儿童。

一、损伤原因与机制

不正确的穿衣方式或肘关节伸直时跌倒都可引起桡骨小头半脱位。幼儿的桡骨头尚未发育完全，肘关节的韧带、肌肉和关节囊较松弛。当肘关节突然受到牵拉时，肘关节腔内的负压将关节囊和环状韧带一并吸入肱桡关节间隙，环状韧带向上越过桡骨头，嵌于桡骨头和肱骨小头之间，阻碍了桡骨头回复原位。

二、症状与体征

桡骨小头半脱位的典型症状为疼痛和功能障碍，一般没有其他症状和并发症，仅出现患儿因疼痛引起的哭闹和肢体功能障碍。

患儿前臂被牵拉后立即哭闹不宁，局部有明显压痛，被动伸屈肘或旋转前臂时哭闹加剧。患儿多用健肢托患肢前臂或下垂患肢，前臂处于轻度旋前位，肘部微屈拒动，不敢旋后，不能上举拿物。若桡骨小头脱位压迫到桡神经可导致桡神经挫伤，患者可自觉手部感觉异常，同时还可伴有前臂旋后、伸腕功能减弱等症状。

三、评定

①手法肌力检查：采用徒手肌力评定法（MMT）对肱二头肌、肱肌、肱桡肌的肌力进行评定。

②关节活动度的评定：测量肘关节伸、屈度。

③疼痛的评定：运用视觉模拟评分法（VAS）对疼痛程度进行量化评定。

④肌电图检查：可明确诊断损伤的部位和程度，如合并桡神经损伤的患者，应用肌电图还可以检测神经肌肉的恢复情况。

⑤一般检查：检查局部皮肤是否正常，有无破损、窦道畸形、是否肿胀，压痛，有无异常的活动。

⑥围度：用软尺测量上臂、前臂肌肉的周径。

⑦Mayo肘关节评分：评分越高，代表肘关节功能越好，反之越差。

四、康复治疗

手法整复后石膏固定，对于初次复位的患者建议用颈腕吊带或三角巾悬吊1周，防止再发生脱位。若多次复发者，复位后应用石膏屈肘位固定2周。

关节复位后康复：

（一）复位后0~3周

一般采用肘关节伸直位石膏固定3周左右。石膏未拆除前，肘关节局都不能强行活动，以免造成新的损伤或影响组织愈合。为避免整个上肢的功能下降过多，以及其他并发症的发生，应尽早并尽量多活动未固定两端的手、腕关节及肩关节。

1."张手握拳"练习

用力、缓慢、尽可能张开手掌，保持2秒，用力握拳保持2秒，反复进行，在不增加疼痛的前提下尽可能多做。

2.肩关节活动度练习

在健侧肢体辅助下进行肩关节前屈、后伸、外展、水平内收、水平外展等各方向运动，由于不影响手术部位，故后2天即可开始进行，以肩关节不过度疲劳为限。

3.肩部周围肌肉力量练习

主动肩关节前屈、后伸、外展、水平内收、水平外展等各方向运动，或使用皮筋等有弹性的器材提供阻力，每个方向做40~60为一组，每天1~2组。

（二）复位后3~12周

去除石膏固定，开始逐步恢复肘关节功能。

1.肘关节屈曲角度练习

①屈曲90度范围以内：患侧充分放松，健侧手握住患侧腕关节，在患侧疼痛可耐受范围内逐渐增加屈曲角度。②屈曲90度范围以上：肌肉完全放松后，身体逐渐前倾，逐渐加大肩关节屈曲角度。

2.伸展练习（即伸直肘关节）

坐位，拳心向上，将肘部支撑固定于桌面上，前臂及手悬于桌外。肌肉完全放松，使肘在自重或重物作用下缓慢下垂伸直（必要时可于手腕处加轻小重物为负荷，加大练习力度）。至疼痛处应停止，待组织适应疼痛消失后再加大角度，一般为每次10~15分钟，每天1~2次。

3.静力性肌力练习

①肱二头肌练习：坐或站立位，上臂保持一定的位置不使之移动，手握哑铃等重物，拳心向上，前臂向内弯曲（即弯曲肘关节），坚持至力竭放松为1次，每组5~10次，每天2~4组。②肱三头肌练习：坐位，上体前倾，上臂紧贴于体侧向后伸直至与地面平行，屈肘手握哑铃等重物，抗哑铃等重物的阻力伸直肘关节，上臂始终贴于体侧。坚持至力竭放松为1次，每组5~10次，每天2~4组。

（三）复位后3个月

被动关节活动练习：继续以上练习，逐渐恢复正常关节活动度。强化肌力练习：继续以上练习，并逐渐增加练习的强度。

（四）复位后 5 个月

全面恢复关节活动角度及肌肉力量，开始对抗及专项练习，注意循序渐进，避免暴力动作。

第四节　尺桡骨骨折

尺骨的上端有滑车切迹与肱骨滑车相关节，外侧有桡切迹与桡骨头相关节，下端有半环状关节面与桡骨尺切迹相关节。桡骨上端顶部有桡骨关节凹与肱骨小头相关节，其环状关节面与尺骨的桡切迹相关节，下端内侧有尺切迹与尺骨的桡骨头环状关节面相关节，下端下面与腕骨相关节。

一、损伤原因与机制

直接暴力致伤，如打击、重物砸伤和压轧伤，两骨多在同一平面发生骨折，可呈横断、粉碎或多节骨折，可合并严重的软组织损伤。间接暴力致伤，如跌倒时手掌着地，作用力由腕沿桡骨上传，在桡骨中或上 1/3 处发生横骨折或短斜骨折。

二、症状与体征

主要表现为前臂肿胀疼痛、活动受限，可出现前臂成角畸形，前臂活动出现骨擦音，儿童尺桡骨干出现青枝骨折时，出现成角畸形，而无骨折端移位。

合并神经损伤的症状：正中神经、尺神经损伤：手的桡侧尺侧感觉障碍，拇指、小指、环指等感觉减退，活动受限；桡神经损伤：手腕下垂，掌指关节活动受限，拇指内收畸形。

并发症：休克、血栓、感染、创伤性关节炎、脂肪栓塞、关节挛缩、局部水肿、肌肉萎缩、血管损伤、异位骨化、神经损伤、骨筋膜室综合征、肌肉肌腱损伤等。尺桡骨骨干骨折 AO 分型如表 4-2 所示。

表 4-2　尺桡骨骨干骨折 AO 分型

分型	特点	亚型	特点
A 型	简单骨折	A1	尺骨简单骨折，桡骨完整

分型	特点	亚型	特点
A 型	简单骨折	A2	桡骨简单骨折，尺骨完整
		A3	尺桡骨均简单骨折
B 型	楔形骨折	B1	尺骨楔形骨折，桡骨完整
		B2	桡骨楔形骨折，尺骨完整
		B3	一骨楔形骨折，另一骨简单或楔形骨折
C 型	粉碎性骨折	C1	尺骨粉碎性骨折，桡骨完整或简单骨折
		C2	桡骨粉碎性骨折，尺骨完整或简单骨折
		C3	尺桡骨均为粉碎性骨折

三、评定

① 手法肌力检查：采用徒手肌力评定法（MMT）对患肢和受累关节周围肌群的肌力进行评定。

② 关节活动度的评定：测量肘关节伸、屈的度数，前臂旋前、旋后的度数，腕关节掌屈、伸展（背伸）、桡偏、尺偏的度数。

③ 疼痛的评定：运用视觉模拟评分法（VAS）对疼痛程度进行量化评定。

④ 肌电图检查：可明确诊断损伤的部位和程度，如合并正中神经、尺神经损伤的患者，应用肌电图还可以检测神经肌肉的恢复情况。

⑤ 一般检查：检查局部皮肤是否正常，有无破损、窦道畸形、是否肿胀，压痛，有无异常的活动。

⑥ 围度测量：测量健侧肌肉围度及患侧受损处前臂围度。

⑦ Mayo 肘关节功能评分：评分越高，代表肘关节功能越好，反之越差。

⑧ 肢体长度：对健侧及术后患侧肢体长度进行测量。

⑨ 感觉功能：指导患者与不同物理性质物体进行接触，如不同温度、湿度、硬度的板凳、墙体等。

⑩ 日常生活活动能力：一般采用 Barthel 指数评定。

四、康复治疗

（一）术后第 2 天

患者进行握拳训练。在进行训练前，让患者张开手掌，然后对其手掌进行 5 分钟的推拿。完成推拿后，指导患者反复做张手握拳的动作，每次 3 分钟，每天 2～3 次。

（二）术后 2～4 周

患者进行耸肩、肩部摆动、肩内收、外展、肘关节屈伸等训练，每次 10 分钟，每天 2～3 次。

（三）术后 4～6 周

患者进行前臂肌肉等长收缩训练，每次 15 分钟，每天 3～4 次。视情况指导患者进行小幅度的前臂旋转训练，并让其循序渐进地提高训练的强度。

第五节 肱骨外上髁炎

肱骨外上髁炎是一种肱骨外上髁处伸肌总腱起点附近的慢性损伤性炎症。因早年发现网球运动员易发生此损伤，故又称网球肘。

一、损伤原因与机制

肱骨外上髁为前臂伸肌群联合腱的附着处，在前臂急剧旋后伸肘过程中，前臂伸肌群强力收缩所产生的牵拉可使联合腱的纤维断裂，甚至部分联合腱撕裂；肱骨外上髁骨膜也可因牵拉性损伤而发生骨膜炎。此外，前臂旋后过程中，桡骨颈与环状韧带间的急剧摩擦可使环状韧带发生慢性炎性反应；肘外侧反复慢性损伤使位于桡骨头与肱骨小头处的半月状滑膜皱襞发生水肿、充血、纤维化；联合腱周围软组织纤维化所引起的桡神经浅支或后骨间支的卡压，都可引起肱骨外上髁疼痛，而被诊断为肱骨外上髁炎。

前臂伸肌如果长期、反复的收缩、紧张，可造成肌腱与肱骨外上髁连接处的损伤，造成肌腱止点的退行性改变，形成网球肘。

二、症状与体征

肘部外侧疼痛、灼热、握力减弱，个别患者活动前臂时会有肘关节弹响，严重者可出现日常功能受限。对伸直的手腕施加力的活动都会产生痛感，因为它增加了患病的伸肌总腱的负荷。

在大多数情况下，网球肘引起的疼痛从轻微开始，并逐渐加重，部分患者在用力握拳、伸腕时可因疼痛而无法持物。严重者在拧毛巾、扫地等日常活动时也会感到困难。

肘外侧疼痛，前臂旋后及伸肘时疼痛加重。肘关节伸屈及前臂被动旋转活动正常。肱骨外上髁、桡骨头、桡骨颈或外侧关节间隙处有明显压痛。压痛点做利多卡因注射后，疼痛即可暂时性消失。

网球肘患者初期很少需要影像学检查，但当症状持续存在时，为排除侧肘关节腔的其他异常和其他病理问题，仍需要一些影像学检查。沿肱骨外上髁近端的伸肌总腱的钙化可以作为网球肘的诊断依据。

三、评定

（一）疼痛的评定

采用 Nirschl 肌腱病疼痛分期（表 4-3）。

表 4-3 Nirschl 肌腱病疼痛分期

分期	特点
1 期	运动后轻度疼痛，24 小时内缓解
2 期	运动后疼痛超过 48 小时，通过热身缓解
3 期	运动时疼痛但不影响运动
4 期	运动时疼痛且影响运动
5 期	日常重体力活动引起疼痛
6 期	间歇性静息痛但不影响睡眠，日常体力活动可引起疼痛
7 期	持续性的静息痛（钝痛），影响睡眠

（二）疗效的评定

采用 Verhaar 网球肘疗效评分（表 4-4）。

表 4-4　Verhaar 网球肘疗效评分

评分	标准
优	外上髁疼痛完全解除，患者对治疗结果满意，没有感到握力下降，腕关节背伸时不诱发疼痛
良	外上髁疼痛偶尔发生，用力活动以后出现疼痛，患者对治疗结果满意，没有或感到握力上有轻微下降，腕关节背伸时不诱发疼痛
可	用力活动后外上髁感到不舒服，但是与治疗以前相比要好得多，患者对治疗结果满意或中等满意，感到握力轻度或中度下降，腕关节背伸时诱发轻度或中度疼痛
差	外上髁的疼痛没有减轻，患者对治疗结果不满意，感觉握力明显下降

四、康复治疗

网球肘一般只需要简单的止痛治疗，大多数网球肘患者在接受保守治疗后会有所改善，但一些患者可能会引发难以治愈的持续症状，因此需要进一步的治疗。网球肘治疗方法有非手术治疗和手术治疗。

（一）非手术治疗

1.运动疗法

第一阶段：为期 15 天，3 天 1 次运动治疗，共 5 次，这一阶段主要是减轻患者的疼痛。腕关节处，将患者肘关节外旋 30 度，静止 6 秒后还原。每组 6 次，重复 5 组，每组间歇 3 分钟。

第二阶段：为期 15 天，3 天 1 次运动治疗，这一阶段主要恢复患者的肌肉力量和功能。

① 患者手掌缠绕弹力带一段，弹力带另一端放置于患者脚下固定，患者肘关节放置于大腿上方，拉伸弹力带使肘关节屈至 30 度，静止 6 秒还原。每组 8 次，共 3 组，每组间歇 1 分钟。

② 患者手掌缠绕弹力带一端，弹力带另一端放置于患者脚下固定，患者患

侧手臂置于身体侧后方，拉伸弹力带使肘关节伸至180度，静止6秒还原。每组8次，共3组，每组间歇1分钟。

③患者患侧手垂直握住赛乐棒下端，腕关节伸直，另一侧手心向外握住赛乐棒另一端，通过腕关节屈曲，扭转赛乐棒。每组6次，共3组，每组间歇1分钟。

第三阶段：为期15天，3天1次运动治疗，共5次，这一阶段主要恢复肌肉本体感觉。

①患者手掌缠绕弹力带一端，弹力带另一端放置于患者脚下固定，患者肘关节放置于大腿上方，拉伸弹力带使肘关节屈至90度，静止6秒还原；3秒后拉伸弹力带使肘关节屈至60度，静止6秒还原；3秒后再次拉伸弹力带使肘关节屈至30度，静止6秒后还原。每组3次，共6组，每组间歇3分钟。

②患者手掌缠绕弹力带一端，弹力带另一端放置于患者脚下固定，患者患侧手臂置于身体侧后方，拉伸弹力带使肘关节伸至120度，静止6秒后还原；3秒后拉伸弹力带使肘关节伸至150度，6秒还原；3秒后再次拉伸弹力带使肘关节伸至180度，静止6秒后还原。每组3次，共6组，每组间歇3分钟。在患者接受运动疗法治疗期间，不能采用任何其他治疗手段，且不能再进行剧烈运动，以防再次损伤肘关节。

2. 局部制动

用宽度为6～8厘米的带搭扣的弹性绷带固定肘部，轻度限制肘部活动。对于疼痛严重者建议使用夹板或石膏托固定肘关节。

3. 理疗

根据具体情况使用冲击波、蜡疗、红外线局部照射、超短波、超声波、经皮神经电刺激疗法等。冲击波：患者坐位，肘关节放松，采用15毫米多聚焦枪头，连续频率，治疗强度为2巴，频率为10赫兹，在痛点周围3厘米先行500次放松治疗，然后在痛点处行1500次治疗，采用旋转手法，轻压枪头，治疗过程中让患者做腕背伸运动，最后在腕背伸肌行500次放松治疗。每周1次，每次治疗间隔1周，共治疗3次。

4. 贴扎疗法

减轻疼痛的方法：X形贴布自然拉力，中间为锚，固定于肘关节外侧痛点，尾向两端延展；放松肌肉的方法：Y形贴布自然拉力，锚固定于背侧掌指关节处，两尾沿桡侧和尺侧腕伸肌走向延展止于肱骨外上髁；固定肘关节的方法：I形贴布中度拉力，中间为锚，固定于肱骨外上髁，尾向肘关节延展。

5. 推拿疗法

医者一手托肘，另一手拇指在肘外侧做一指禅推法或指揉法，力量应柔和，重点是肱骨外上髁及其上下；医者用拇指指端左右弹拨痛点5～10次，力量可稍大；医者一手拇指点于痛点并做揉法，另一手握住患者腕部做前臂旋前摇法和旋后摇法；医者一手托肘内侧，另一手握腕关节桡侧，两手相对用力，以牵拉肘关节的外侧；涂少量按摩乳，医者用拇指螺纹面着力，上下推捋肘关节外侧。

6. 封闭注射

抽取醋酸泼尼松龙注射液（5毫升，0.125克）2毫升和利多卡因（5毫升，0.1克）2毫升于痛点穿刺注射。

（二）手术治疗

少数病人经保守治疗无效，症状严重影响训练及生活时可考虑手术治疗。术后24小时即可开始肘部活动。

第六节　肱骨内上髁炎

肱骨内上髁炎是肱骨内上髁部屈肌总腱处的累积性损伤。一般认为是屈肌总腱反复紧张牵拉造成的肌腱退行性改变和炎症性病灶。

一、损伤原因与机制

高尔夫球、垒球等运动时肘关节存在明显的外展应力，而肘内侧有拉张应力，加之腕屈肌的突然收缩而致前臂屈肌止点劳损，故又称高尔夫球肘。它的病理改变有内上髁屈肌旋前圆肌起点处胶原纤维退变和血管成纤维细胞增生，肌腱的碎裂和撕裂，血管肉芽组织的积聚和腱性坏死，同时伴继发性的炎症反应。

本病多因慢性劳损致肱骨内上髁处形成急、慢性炎症所引起。肱骨内上髁是前臂屈肌总腱附着点。肘、腕关节的频繁活动使腕屈肌的起点反复受到牵拉刺激，引起部分撕裂和慢性无菌性炎症等病理改变。也有认为本病是前臂腕屈肌总腱处穿出的神经、血管受卡压所致。多见于从事前臂及腕部活动强度较大的劳动者，如矿工、砖瓦工、纺织工和高尔夫球运动员等。

二、症状与体征

肱骨内上髁处疼痛，可向前臂掌侧扩散，屈肌紧张试验阳性、前臂旋前抗阻试验阳性。

前臂屈肌腱牵拉试验阳性：伸肘腕背伸握拳，做前臂外旋或后旋时引起肘内侧疼痛。

影像学检查：X线平片，在年轻棒球投手可见肱骨内上髁肥大和碎裂，18%～25%的患者可能有软组织钙化或肱骨内上髁骨刺。超声可显示肘部旋前屈肌肌腱的中心有强回声区域，显示有肌腱炎症所致的水肿。

三、评定

① 疼痛的评定：运用视觉模拟评分法（VAS）进行量化评定。
② 疗效的评定：借鉴采用 Verhaar 网球肘疗效评分。

四、康复治疗

（一）急性期

冰敷肱骨内上髁 1 周，每天 4 次，每次 15～20 分钟；休息，避免患臂的屈伸动作，症状重、发病急者用三角巾悬吊或小夹板固定，腕部制动 1～2 周，局部热敷或红花油外用。

（二）缓解期

① 松解前臂屈肌：轻中度力量，用健侧手拇指在疼痛区上下内外按压，用网球松解前臂屈肌。手心向下，以肱骨内上髁为中心点，手腕做屈伸动作，使网球来回滚动。来回为 1 次，每组 15 次，每天 3～4 组。
② 牵拉前臂屈曲肌：以右侧肘关节为例，患侧手心向上，左手将右手拉向背侧，感到前臂有酸胀感即可，动作要慢，不要引起内侧疼痛，每组 15 次，每天 3～4 组。

③强化伸肌力量：患侧手握住一瓶水，用健侧手将患侧手放置掌侧位，松去健侧手，患侧手腕部放松并缓缓向手背方向松动，直到背伸到最大角度，以不引起疼痛为宜，每组 15 次，每天 3～4 组。

④自我关节松动技术：患侧手拉住门或者其他固定物（此时手掌朝上），身体轻微向后，拉开肘关节，另一只手由外侧向内侧推肱骨内上髁，每组 15 次，每天 3～4 组。

⑤理疗：可以选择中频、激光、超激光治疗，对伸肌腱处进行理疗，以促进血液循环，放松肌肉及其筋膜组织。

⑥药物治疗：主要是非甾体类抗炎药。

⑦推拿治疗：医者一手托肘，另一手拇指在肘外侧做一指禅推法或指揉法，力量应柔和，重点是肱骨内上髁及其上下；医者用拇指指端左右弹拨痛点 5～10 次，力量可稍大；医者一手拇指点于痛点并做揉法，另一手握住患者腕部做前臂旋前摇法和旋后摇法；涂少量按摩乳，医者用拇指螺纹面着力，上下推抟肘关节内侧。

⑧贴扎治疗：前臂旋前，腕关节背屈位，"X"形贴布，自然拉力，中间为锚，固定于肘关节内侧痛点，尾向两端延展；放松肌肉：前臂旋前，腕关节背屈位，"Y"形贴布，自然拉力，锚固定于掌侧腕关节远端，两尾分别沿桡侧腕屈肌和尺侧腕屈肌走向延展，止于肱骨内上髁；固定肘关节：前臂旋前，腕关节背屈位，"I"形贴布，中度拉力，中间为锚，固定于肱骨内上髁，尾沿肘关节延展。

⑨手术治疗：对经久不愈或反复发作的患者，可根据病情选用皮下神经血管束切除术、伸肌总腱附着点松解术。

CHAPTER 05

第五章
手腕部损伤的康复

手腕部位于上肢的末端，其解剖结构复杂。手腕部的损伤会影响手部的精细动作，因此该部位损伤的康复治疗极其重要。

第一节　手舟骨骨折

手舟骨位于近排腕骨的桡侧，是最长、最大的腕骨，两端膨大，中间细长，形态似舟，分为结节、腰部和体部，腰部较细，骨质较薄弱，易发生骨折。营养手舟骨的血管由其腰部和结节处进入手舟骨，舟状骨近端与远端由桡动脉分支提供血液，而近端 1/3 处没有直接的血液供应，骨折后愈合缓慢，易发生缺血性坏死。

一、损伤原因与机制

手舟骨骨折是指手部腕骨中位于近排桡侧，外形似舟状的小骨骨折。手舟骨骨折多为间接暴力所致。跌倒时，用手撑地，腕极度背伸位，舟状骨发生旋转，舟月韧带断裂，舟状骨背侧嵌在桡骨边缘，加上桡骨茎突的顶压及大多角骨的嵌压作用，致使舟骨腰部骨折。舟骨半脱位可造成舟骨近端骨折，而直接嵌压可造成舟骨结节骨折。

二、症状与体征

骨折后，腕背侧疼痛、肿胀，尤以隐窝处明显，腕关节活动功能障碍，主要是背伸受限，患者不能用力握拳。将腕关节桡侧倾，屈曲拇指和示指叩击其掌指关节时可引起腕部疼痛加剧。纵向叩击第 2、3 掌骨远端有疼痛。

手舟骨移动试验：将患肢腕关节被动尺偏，检查者一手握住患肢腕部，用拇指压迫舟骨结节，另一手握住患肢手掌使腕关节逐渐转向桡偏。此时，如舟骨正常，检查者的拇指可明显感到舟骨结节向掌侧突出，似有压迫拇指的感觉，即为阴性；如骨折，则无上述感觉而腕部产生剧痛，即为阳性。

影像学检查：腕舟状骨骨折常规投照体位有舟骨位、腕标准正侧位和腕后前斜位。腕标准正侧位骨影重叠，对无移位骨折或不全舟状骨骨折诊断意义不大，而腕后前斜位联合舟骨位可提高诊断率。对于临床症状、体征明显而无X线影像学支持者，应行体层摄影、CT、MRI检查以明确诊断。若无进一步检查条件，切勿按软组织损伤处理，以免造成漏诊误诊，应按骨折对待，给予常规石膏固定，两周后复查X线或者CT、MRI。MRI检查可以明确诊断隐匿性舟骨骨折，其敏感性为100%。

三、评定

① 手法肌力检查：采用徒手肌力评定法（MMT）对患肢和受累关节周围肌群的肌力进行评定。

② 关节活动度的评定：测量腕关节屈曲、伸展、尺偏、桡偏的度数。

③ 疼痛的评定：运用视觉模拟评分法（VAS）对疼痛程度进行量化评定。

④ 骨折移位标准：间隙大于1毫米，月骨、头状骨角度大于15度或舟骨、月骨夹角大于45度可诊断为有骨折移位。

⑤ 一般检查：检查局部皮肤是否正常，有无破损、窦道畸形，是否肿胀、压痛，有无异常的活动。

⑥ 围度测量：用软尺测量腕部的周径。

四、康复方法

未移位的骨折，采用石膏制动，石膏制动的形式多种多样，有屈腕、伸腕位，有尺偏位、桡偏位、中立位等。如果骨折不愈合，疼痛或严重的关节炎，需要手术治疗。术后康复方案如下。

（一）运动疗法

1.保护期（术后第0~1周）

目标：正确制动保护，控制疼痛和水肿，相邻的关节达到正常的活动度。

方法：在关节不动的情况下进行手指的屈伸练习。术后第一天就开始做肘、前臂、肩的活动练习。

2.稳定期（术后第 2～6 周）

目标：达到无痛范围内前臂、腕和手部的最大活动范围。

方法：腕活动度练习，五指的屈与伸训练；手腕的屈和伸与左右摆训练，每次末端保持 5 秒，重复 10 次，做 3 组；轻度功能活动，精细动作协调性训练可以促进拇指掌功能，如操控小物体、写字、打字等；恢复正常的运动方式，如吃饭、穿衣、打扫卫生。

（二）骨折愈合期（术后第 7～10 周）

目标：恢复肌肉力量，以便重返功能活动和工作。

方法：肌力练习，如捏粉末等手指练习。腕关节和前臂力量，如哑铃练习。

（三）理疗

① 超短波：患者仰卧位，采用对置法，无热或微热，10～15 分钟，每天 1 次，10 天为 1 疗程。

② 超声波：患者坐位，采用直接接触移动法，强度为每平方厘米 1.5 瓦特，每次 15～20 分钟，每天 1 次，10 天为 1 疗程。

③ 蜡疗：患处盘蜡法，温度 42 摄氏度，每次 30 分钟，每天 1 次，20 天为 1 疗程。

④ 磁疗：选用脉冲电磁疗法，患肢位于环状磁极中，每次 20～30 分钟，每天 1 次，20 天为 1 疗程。

第二节　指间关节脱位

手指间关节由近节指骨滑车与远节指骨基底部构成，分为近侧和远侧指间关节。各手指的近侧或远侧指间关节均可发生指间关节脱位，脱位的方向多为远节指骨向背侧移位或内、外侧移位，前方脱位极为少见。指间关节脱位常与侧副韧带损伤同时发生。

一、损伤原因与机制

指间关节脱位，可因直接或间接暴力引起。指骨间关节为单向活动的屈伸关节，在关节极度过伸、扭转或侧方挤压时，可造成关节囊和侧副韧带损伤，重者韧带断裂，从而造成关节脱位。脱位的方向大多是远节指骨向背侧移位，同时有侧方偏移。

二、症状与体征

关节肿胀、疼痛、局部压痛、主动伸屈活动受限。如侧副韧带断裂，受累关节有异常侧方偏斜，即分离试验为阳性。

X 线：手指正侧位片可以发现指骨间关节有明显异常。

三、评定

① 手法肌力检查：采用徒手肌力评定法（MMT）对患肢和受累关节周围肌群的肌力进行评定。

② 关节活动度的评定：测量指间关节屈曲、伸展的度数。

③ 疼痛的评定：运用视觉模拟评分法（VAS）对疼痛程度进行量化评定。

④ 围度测量：用软尺测量指间关节处的周径。

⑤ 一般检查：检查局部皮肤是否正常，有无破损、窦道畸形，是否肿胀、压痛，有无异常的活动。

四、康复治疗

单纯的指间关节脱位采用牵引推挤复位手法，复位后用塑形铝板或竹片，置于手指的掌侧，固定患肢于轻度对掌位 1～3 周。难复性指间关节脱位及手法复位失败者，采用手术复位。

去除固定后，可作患指的掌指关节和指间关节的主动伸屈活动，活动范围由小到大，逐渐进行。并可配合手法推拿，以理顺筋络，促进功能康复。手术后，为避免术后关节畸形和僵直，外固定时间不宜太长，一般 3～4 周即可。去除外固定后，开始进行主动屈伸活动，并辅以理疗。2 周后可进行被动屈伸活动，理疗至少进行 8 周。

① 手指关节的被动屈曲：用健侧手帮助患侧手指做屈曲的活动，在能忍受的

范围内活动到最大，重复该动作。10 次为 1 组，做 3 组。

②手指关节的主动屈曲：手指用力去做弯曲的动作，在不引起疼痛的情况下活动到最大的范围，维持 1～2 秒，重复该动作。10 次为 1 组，做 3 组。

③主动伸直指间关节：在掌指关节屈曲的情况下将手指轻柔地张开伸直到最大，放松，再重复该动作。10 次为 1 组，做 3 组。每次都尽量伸直手指关节。

第三节　腕管综合征

腕管是在腕掌部一个较大的骨纤维管，其桡侧为舟骨和大多角骨，尺侧为豌豆骨和钩骨，背侧为舟状骨、头状骨、月状骨和小多角骨，掌侧为坚硬而无弹性的腕横韧带。腕管内容物主要有拇屈长肌腱、指浅屈肌腱、指深屈肌腱和正中神经等。腕管综合征（CTS），俗称鼠标手，是正中神经在腕管内遭到挤压而引起的一种周围神经卡压综合征。患者常会感到正中神经支配区（拇指、示指、中指和环指桡侧半）麻木或疼痛。

一、损伤原因与机制

腕管综合征病因如下。①外源性压迫。外源性压力可通过腕横韧带直接传导到腕管，当手腕部受到长期压迫时容易引起腕管内正中神经受压，从而引起腕管综合征。此处皮肤的严重瘢痕或良性肿瘤的压迫也可导致腕管综合征。②腕管管腔变小。腕横韧带可因肢端肥大症、黏液性水肿等内分泌病变或伤后疤痕形成而增厚，使管腔变小。桡骨骨折、腕骨骨折等腕部的骨折、脱位、畸形愈合，可使腕管后壁或侧壁凸向管腔，使管腔狭窄。③管腔内容物增多、体积增大。当腕管内出现腱鞘囊肿、神经鞘膜瘤、脂肪瘤及伤后血肿等疾病时，会占据管腔内容积，使腕管内组织结构相互挤压、摩擦，从而刺激或压迫正中神经。④职业因素。如程序员、木工、厨工、自行车运动员、电子竞技运动员、高尔夫运动员等职业，长期过度使用腕部，腕部内压力反复出现变化，将引起正中神经慢性损伤。

二、症状与体征

初期症状以间歇性手、腕部感觉异常和感觉迟钝为特征，且频率逐渐增加。夜间可因烧灼样剧烈疼痛而痛醒，伴麻木及针刺感，适当抖动手腕或改变上肢姿势可减轻不适和恢复知觉。

中期症状会出现持续性手指疼痛、麻木，随后发生感觉减退，甚至丧失，拇短展肌和拇对掌肌萎缩或肌力减弱，精细动作的灵巧性下降，如捏硬币、扣纽扣等活动障碍。严重时麻木、疼痛症状会延伸至手肘或肩膀。

后期症状可出现大鱼际部肌肉萎缩，肌力减退，伸展困难，与其他手指对捏的力量下降甚至不能完成对捏动作。最严重时可出现正中神经支配的区域感觉完全丧失，但极为少见。

Tinel 征：用叩诊锤轻叩腕部正中神经对应的部位，当正中神经支配的区域出现麻木、疼痛或如同蚂蚁在皮肤上爬行的异常感觉，提示有腕管综合征。

Phalen 征（屈腕试验）：屈肘，前臂上举，双腕同时屈曲 90 度，屈腕时出现手指刺麻感或压迫腕部中间部位后出现刺痛或麻木的感觉，如果在 30~60 秒内出现上述症状，提示有腕管综合征。

反向 Phalen 征（伸腕试验）：屈肘，前臂上举，双腕同时伸展 90 度，伸腕时出现手指刺麻感或压迫腕部中间部位后出现刺痛或麻木的感觉，如果在 30~60 秒内出现上述症状，提示有腕管综合征。

正中神经压迫试验：医者用拇指压迫腕管部位，如果 30 秒内出现正中神经支配区域皮肤的麻木不适为阳性。

正中神经传导速度试验：正常时正中神经从近侧腕横纹到拇对掌肌或拇短展肌之间的运动纤维传导速度短于 5 微秒。腕管综合征可达 20 微秒，表明正中神经受损。

电生理检查：大鱼际肌肌电图及腕指的正中神经传导速度测定有神经损害征。

三、评定

① 关节活动度的测量

包括拇指外展内收、拇指对掌角度的测量，用于判断伤后关节功能障碍程度，以及康复治疗后关节功能的恢复情况。

② 肌力评定

采用徒手肌力评定法（MMT）对拇长展肌、拇短展肌、拇收肌、拇对掌肌的肌力进行评定。

③ 感觉评定

根据英国医学研究会提出的评定标准。S0：神经支配区感觉完全丧失；S1：

有深部痛觉存在；S2：有一定的表浅痛觉和触觉；S3：浅痛触觉存在，但有感觉过敏；S4：浅痛触觉存在；S5：除S3外，有两点辨别觉（7~11毫米）；S6：感觉正常，两点辨别觉 ≤ 6 毫米，实体觉存在。

四、康复治疗

（一）保守治疗

腕管综合征具有一定的自我缓解倾向，早期一般采取保守治疗，如推拿、运动疗法、理疗等治疗方式。

① 局部固定、制动：发病初期或症状轻者，应注意减少日间腕部活动，尤其是避免引起疼痛加重的活动。

② 被动手法：按压痛点或外关、鱼际、合谷等穴位20~30次。力度以患者耐受为度。每天2~3次。

③ 腕关节活动度练习：进行腕关节各个方向的运动，各方向运动10~15次，顺时针逆时针旋转各3~5圈。每天4次，每次3~5组，组间间歇1分钟。

④ 屈指肌腱滑动练习：五指合拢套上皮筋，进行抗阻张开练习，进行10~15次。每天4次，每次3~5组，组间间歇1分钟。

⑤ 腕掌屈曲练习：前臂平行地面，掌心向上，手中持一重物，进行腕关节屈曲10~15次，并在最大屈曲位保持3~5秒后恢复。每天4次，每次2~3组，组间间歇30秒。

⑥ 腕掌伸展练习：患侧手掌撑在桌面，身体逐渐向前移动至最大耐受度，坚持5~8秒后恢复。每天4次，每次15~20组，组间间歇5~10秒。

⑦ 对指练习：拇指触碰其余四指，并用力保持，坚持5~8秒后恢复。每天4次，每次15~20组，组间间歇5~10秒。

⑧ 超短波：患者仰卧位，采用对置法，无热或微热，10~15分钟，每天1次，10天为1疗程。

⑨ 红外线：垂直照射患部，以有舒适温热感为准，每次20~30分钟，每天1次，10天为1疗程。

⑩ 神经肌肉电刺激：先刺激3~5分钟，肌肉收缩10~15次，休息10分钟后再刺激，反复4次，达到总收缩40~60次。

⑪ 超声波：探头直径2.5平方厘米，频率1兆赫兹，强度为每平方厘米1瓦

特，连续治疗模式。涂抹耦合剂于腕部，将探头置于腕管处缓慢移动，每次治疗10分钟，每周3次，连续治疗6周。

（二）手术治疗

保守治疗无效或已经出现肌肉萎缩时，需要进行手术治疗，包括开放性腕管减压术（OCTR）和内镜下腕管松解减压术（ECTR）。

1. 术后0~7天

（1）目标

为避免整个上肢的功能下降过多及其他并发症的发生，应尽早并尽量多活动手指、肘关节及肩关节。

（2）方法

①张手握拳练习：必须轻柔有控制，在不增加疼痛的前提下尽可能多做。每小时做5~10分钟。

②轻柔活动肘关节和肩关节，保持肩关节和肘关节的活动度。

2. 术后7~14天

（1）目标

开始腕关节活动度练习。

扫描二维码
观看视频

（2）方法

①腕掌屈：患侧前臂置于桌面固定，手心向上，健侧手握住患侧手背，将力施于此，被动向上抬手腕，患侧手指放松。缓慢用力至动作极限保持10秒。10次每组，每天2组。

②腕背伸：患侧前臂置于桌面固定，手心向下，健侧手握住患侧手心，将力施于此，被动向上抬手腕，患侧手指放松。缓慢用力至动作极限保持10秒。10次每组，每天2组。

③腕桡侧屈：手臂平放桌上，手悬出桌面，手心向内侧。手指并拢，向上偏到极限。缓慢用力，至动作极限保持10秒。10次每组，每天2组。

④腕尺侧屈：手臂平放桌上，手悬出桌面，手心向内侧。手指并拢，向下偏到极限。缓慢用力，至动作极限保持10秒。10次每组，每天2组。

3. 术后 2～4 周

（1）目标

开始小负荷的抗阻练习。

（2）方法

① 腕掌屈：坐位，前臂置于桌面，手心向上，手中握一重物作为负荷，腕屈曲到最大范围保持 5 秒，再缓慢放下为 1 次。每组 10 次，组间休息 30 秒，2～4组连续练习，每天 1～2 次。

② 腕背伸：坐位，前臂置于桌面，手心向下，手中握一重物作为负荷，腕背伸到最大范围保持 5 秒，再缓慢放下为 1 次。每组 10 次，组间休息 30 秒，2～4组连续练习，每天 1～2 次。

③ 腕桡侧屈：坐位，前臂置于桌面，腕关节伸直，拇指在上，手中握一重物作为负荷，向上偏到最大范围保持 5 秒，再缓慢放下为 1 次。每组 10 次，组间休息 30 秒，2～4 组连续练习，每天 1～2 次。

④ 腕尺侧屈：坐位，前臂置于桌面，腕关节伸直，拇指在上，手中握一重物作为负荷，向下偏到最大范围保持 5 秒，再缓慢放下为 1 次。每组 10 次，组间休息 30 秒，2～4 组连续练习，每天 1～2 次。

⑤ 强化被动关节活动度练习。

4. 术后 4～6 周

（1）目标

①继续强化被动关节活动度练习；②继续加强力量训练；③开始进行功能化练习。

（2）方法

① 拧毛巾练习：双手握住毛巾，同时向相反方向转动手腕到最大范围，双手再互换方向到最大范围为 1 次。加强腕关节旋转，提高腕关节灵活性。每组 10～15 次，组间休息 30 秒，2～4 组连续练习，每天 3～5 次。

② 拧杯盖练习：患侧抓握瓶盖，向顺时针方向转动到极限后再向逆时针方向转动一次。加强腕关节旋转，提高腕关节灵活性。每组 10～15 次，组间休息 30 秒，2～4 组连续练习，每天 3～5 次。

注意事项：康复训练应循序渐进，避免过度训练造成二次损伤；负重训练过程应先选择从小重量开始，再缓慢增加重量，避免受伤；腕管综合征康复后还要注意腕部保暖，避免腕部长期压力，同时增加腕部力量与腕部灵活性训练，避免复发。

第四节 腕关节三角纤维软骨盘损伤

腕关节三角纤维软骨盘是指位于桡尺远侧关节和桡腕关节之间的三角软骨盘，外观呈三角形，从桡骨远端的尺骨切迹发出，覆盖于尺骨小头表面，止于尺骨茎突基底部和尺骨凹陷处，是三角纤维软骨复合体（TFCC）的主体，有缓冲衬垫的功能。

一、损伤原因与机制

腕部三角纤维软骨盘损伤绝大多数是由于慢性损伤所致。运动中前臂和腕部反复的旋转负荷过度，使软骨盘长期受到碾磨或牵扯，以及桡尺远侧关节受到过度的剪力作用而引起。准备活动不充分，前臂与腕关节柔韧素质较差等，也是引起损伤的一些原因。而急性损伤大多是因摔倒时手撑地，前臂极度旋转时，尤其是处在腕背伸下的旋前时，会使尺桡骨的远端趋向分离，三角纤维软骨盘会被拉紧、扭动，如果旋转力或剪力作用过大，就会使三角纤维软骨盘的附着处撕断或分离甚至使软骨盘本身撕裂，而桡尺远侧关节间亦可产生不同程度的扭伤分离或脱位。

二、症状与体征

一般表现为腕尺侧弥漫、深在的疼痛或酸胀不适，有时有烧灼感，一般向背侧放射，旋转时手腕有弹响，腕关节尺侧肿胀。疼痛可在用力抓握物体时诱发，从而导致握力减弱。这些症状在腕过伸位用力和前臂用力旋转时加重，从而难以完成拧毛巾、开车和使用勺子等动作。还有患者会出现用手撑床或撑椅子扶手起立时手腕尺侧疼痛。尺骨头凹处压痛。腕关节尺侧偏和旋转试验阳性。

X线检查对诊断有一定价值。核磁共振（MRI）和腕关节镜可见异常。

三、评定

① 手法肌力检查：采用徒手肌力评定法（MMT）康复各阶段检查桡侧腕长伸

肌、桡侧腕短伸肌、尺侧腕伸肌、掌长肌的肌力进行评定。

②关节活动度的评定：测量腕关节屈曲、伸展、尺偏、桡偏的度数。

③疼痛的评定：运用视觉模拟评分法（VAS）对疼痛程度进行量化评定。

④围度：用软尺测量腕关节处的周径。

⑤一般检查：检查局部皮肤是否正常，有无破损、窦道畸形，是否肿胀、压痛，有无异常的活动。

四、康复治疗

（一）保守治疗

①制动：急性损伤后石膏固定3～4周，配合推拿和理疗等。

②封闭治疗：曲安奈德5～10毫克加2毫升1%的利多卡因做关节注射。

③中药治疗：内服七厘散或桃红四物汤，外敷新伤药。

④中频电刺激治疗：患者坐位，充分暴露腕关节，痛处粘贴电极片，根据患者耐受量调节电流，每次20分钟，每天1次。

⑤超声波治疗：患者坐位，频率3兆赫兹，强度每平方厘米1瓦，将探头紧贴腕部尺侧皮肤，以每秒2厘米的速度在痛点周围做环形移动治疗，每次10分钟，每天1次。

⑥关节松动术：对尺侧腕骨与尺骨远端、桡腕关节和腕中关节进行分离牵引、前后向滑动、后前向滑动，每个动作重复3～5次；在无痛范围内帮助患者做最大范围的背屈、掌屈、尺偏、桡偏，以及手掌的旋前旋后，每个动作做3～5次。以上手法每天1次，6次为1疗程。

⑦贴扎：患者腕关节伸直，腕部主动桡偏至最大角度，使皮肤充分拉伸，贴布为"I"形，以自然拉力从第5掌骨远端沿尺侧副韧带走向贴至肱骨内髁下5～7厘米处，贴扎后嘱患者将腕部放松至自然状态；取贴布5～8厘米，横向贴扎，贴布中间部分贴于疼痛集中部位并做25%～35%的牵拉。

（二）手术治疗

保守治疗无效，有远端尺桡关节脱位、半脱位，或有经常绞锁者，应当手术切除。术后应该积极进行康复。

①术后腕部无须特别制动，仅用绷带包扎腕部悬吊胸前即可。

② 术后 1 周，开始进行肘关节的伸屈运动和肩关节的内收、外展运动功能锻炼。

③ 术后 2 周拆线后可逐步进行手的握拳活动，但不宜进行前臂旋转及腕关节背伸时的推拉动作。

④ 术后 6 周可开始腕关节的力量锻炼关节活动度练习。

扫描二维码
观看视频

腕关节屈伸锻炼：患侧前臂旋前位，置于桌面上，腕关节垂于桌面。健手固定患侧尺桡骨下段，缓慢背伸、屈曲腕关节至最大范围保持 10～20 秒，10 次为 1 组，每天 3 组。

前臂旋转功能锻炼：患者双肩放平，双肘关节屈曲 90 度贴于体侧，双手握拳大拇指伸直，双侧前臂主动旋前，尽可能使两拇指平行，拇指尖与身体垂直。每次保持 10～20 秒，每天 1 次。

握力锻炼：患手握住弹力球，并用最大力抓握保持 15～20 秒，10～15 次为 1 组，每天 3 组。

捏力锻炼：拇指分别用最大力与其余 4 指对捏橡皮泥，每个手指保持 5～10 秒，10 次为 1 组，每天 3 组。

⑤ 术后 11 周可逐步负重。腕关节无明显疼痛之后，才能逐步完全负重。

第五节　桡骨茎突腱鞘炎

桡骨远端在腕部桡侧的骨性隆起为桡骨茎突。腕背侧韧带（即腕背伸肌支持带）宽 20～30 毫米，非常坚厚，附着于腕背骨面两侧的边缘。桡骨茎突腱鞘为腕背侧韧带下第一个腱鞘，形成一个单独的管道；其腱鞘底为桡骨下端茎突外侧的浅沟，在沟上由附着于桡骨下端外侧缘及桡骨茎突上的腕背侧韧带覆盖，形成骨纤维管。此骨纤维管的外侧及背侧被腕背侧韧带紧紧包围，内侧为桡骨茎突；拇长展肌和拇短伸肌自桡骨、尺骨背面及骨间膜起始部下行，分别止于拇指掌骨及第一节指骨底，于桡骨茎突处两条肌腱共同行于该骨纤维管中，两条肌腱通过骨纤维管处狭窄，且浅居皮下；肌腱出管，两条肌腱分开，形成一小角度向远端分别走行；在拇指和腕关节活动时，此角度增大，增加两者的摩擦。桡骨茎突的背面稍上方尚有桡神经浅支在皮下通过，并走向手背桡侧部皮下。

一、损伤原因与机制

桡骨茎突狭窄性腱鞘炎或称 de Quervain 病，是由于拇指或腕部活动过多，使拇短伸肌和拇长展肌肌腱在桡骨茎突部发生无菌性炎症反应。本病中年以上女性发生率高，多见于家庭妇女、手工操作者（如纺织工人、木工和抄写员等）、哺乳期及更年期妇女。

原因如下。①慢性损伤：肌腱在腱鞘内长期、反复和快速用力活动。如织毛衣、洗衣、管弦乐的练习与演奏等。②急性损伤：暴力作用于腱鞘引起腱鞘损伤。例如：初次参加田间劳动，不会提锄，用力过猛，损伤环状韧带。③先天性肌腱异常等。病理：早期腱鞘充血、水肿及渗出增多，反复损伤，迁延不愈，则肌腱和腱鞘发生慢性结缔组织增生、肥厚，肉芽组织形成，透明性变和粘连等病理变化。腱鞘韧带的水肿和增生使骨纤维通道狭窄，压迫水肿和增生的肌腱形成局部肿大，限制肌腱的滑动，并产生疼痛。

二、症状与体征

本病起病缓慢，逐渐加重。常表现为桡骨茎突处局限性疼痛，可放射到手、前臂和肘部，活动腕部和拇指时加重。桡骨茎突处可触及一硬结，压痛明显。

芬科斯（Finkelstein）试验：握拳尺偏试验。使患者手先屈拇指对掌并握拳，医者将患者已握拳的手向尺侧（小指侧）倾斜，若桡骨茎突处出现剧痛，即为阳性，提示桡骨茎突部狭窄性腱鞘炎。

超声检查：桡骨茎突处腱鞘增厚，回声减低，受累肌腱水肿增厚，在横切面上形态变圆，可伴有腱鞘积液。慢性患者，受累肌腱回声减低，回声不均。彩色多普勒显示增厚的腱鞘内血流信号丰富。

MRI 检查：早期拇长展肌和拇短伸肌腱鞘水肿、渗出；T1WI 呈低信号改变，T2WI 呈高信号改变。病情进展，肌腱和腱鞘增生、肥厚，腕背部桡骨茎突处骨纤维隧道可呈葫芦样肿大。

三、评定

①手法肌力检查：采用徒手肌力评定法（MMT）对患肢和受累关节周围肌群的肌力进行评定。

②关节活动度的评定：测量腕关节屈伸及尺偏桡偏的角度。

③疼痛的评定：运用视觉模拟评分法（VAS）对疼痛程度进行量化评定。

④围度：用软尺测量腕关节处的周径。

⑤一般检查：检查局部皮肤是否正常，有无破损、窦道畸形，是否肿胀、压痛，有无异常的活动。

四、康复治疗

桡骨茎突狭窄性腱鞘炎的治疗方法包括非手术治疗、糖皮质激素注射和手术治疗。通常会首先采取非手术治疗，包括允许指间关节活动的前臂固定式拇指人字形夹板、非甾体类抗炎药（NSAID）以及冰敷。若上述治疗后症状未改善，可尝试局部糖皮质激素注射。锻炼手部和腕部可改善长期固定后的力量和关节活动度。保守治疗无效者建议手术治疗。

（一）非手术治疗

1.佩戴支具

建议初始治疗采用指间关节可自由活动的前臂固定式拇指人字形支具。可根据患者的偏好来佩戴支具，不必全天候佩戴夹板。使用非甾体类消炎药来缓解疼痛，使用2~4周非甾体类消炎药，观察症状是否改善。

2.糖皮质激素注射

一般可先等待2~6周再注射糖皮质激素，但症状严重的患者可能适合在初次就诊时便注射。使用混合了局部麻醉药（如利多卡因）的糖皮质激素（如甲泼尼龙或曲安奈德）腱鞘内注射。

3.冰敷

患者将冰袋放在疼痛或肿胀的区域，一次15分钟，每4~6小时1次。

4.手指伸展练习

症状改善后，可以做一些伸展练习，有助于患者的手指更轻松地活动。自然呼吸，两手五个手指分开并且指头相对。两手用力对撑直到有拉伸感，保持10秒，手掌可以不合在一起。

5.制动

患者应该让手部休息，避免使用。推荐患者戴上一个支具或夹板，或者使用并指贴扎。并指贴扎是指将某根手指与其相邻的一根手指贴扎在一起。

6.推拿

患者坐位，医者一手托住患者腕部，另一手的拇指、鱼际在桡骨茎突部施以揉法，力量宜小不宜大；在腕关节桡侧涂少量按摩乳，上下推拇长展肌与拇短伸肌两个肌腱之间；医者一手拇指点揉痛点，另一手握住患侧拇指拨伸，并使腕关节及拇指尺偏；最后在局部做擦法，以透热为度。

7.贴扎

舒适体位，患侧上肢肘关节处于自然伸直位，拇指关节完全屈曲，腕关节尺偏，"X"形贴布，自然拉力，中间为锚，固定于腕关节桡骨茎突，尾沿腕关节延展贴上；放松肌肉；舒适体位，患侧上肢肘关节处于自然伸直位，拇指关节完全屈曲，腕关节尺偏，"I"形贴布，自然拉力，将贴布纵向剪开，取一半宽度（约2.5厘米），锚固定于大拇指指甲近端，尾沿拇长展肌和拇短伸肌走向延展至桡尺骨之间近肘关节处。

8.浮针

患者坐位，腕关节放松，找到压痛点，消毒后用中号浮针斜15度进针，针尖沿着皮下组织刺向压痛点，直至软管进入皮下组织，手持针柄快速做扫散运动，待疼痛缓解后将针芯抽出，皮下留置软管，8小时左右抽出，每周3次。

9.肌肉力量练习

主动进行腕关节尺桡偏、拇指内收外展练习，然后进行抗阻练习，每个动作5次为1组，每天3组。

10.冲击波

压痛点局部涂抹耦合剂，强度2巴，频率8赫兹，冲击次数为2000次。每周1次，2周为1个疗程。

（二）手术治疗

手术治疗一般仅用于非手术治疗和糖皮质激素注射后症状持续的患者。通常症状会在术后显著改善，但仍有一定程度的症状会在术后持续至少1～2个月。

第六章
脊柱、髋部损伤的康复

脊柱作为身体的中轴，位于背部正中，它上承托颅，下连髋骨，中附肋，参与构成胸腔、腹腔和骨盆的后壁。所以脊柱损伤往往症状复杂，影响生活和工作。髋部是连接躯干和下肢的重要部位，也是容易发生运动损伤的部位。

第一节　髋部骨折

髋部骨折常见类型有股骨颈骨折、股骨粗隆间骨折和骨盆骨折。

股骨颈骨折是股骨头下至股骨颈基底部之间的骨折。以老年女性最为常见。在老年人中多为间接暴力引起的低能量损伤，在青壮年中则多为直接暴力致伤的高能量损伤。按骨折部位分为头下部骨折、颈中部骨折和基底部骨折。一般而言，股骨颈的骨折线部位越高，股骨头、颈血运的破坏越严重，骨折不愈合、股骨头缺血坏死发生的可能性就越大。

股骨粗隆间骨折是股骨颈囊外至小粗隆下界、股骨颈基底至小粗隆水平以上部位的骨折。股骨粗隆间骨折通常由间接暴力或直接暴力引起，多发生于老年人滑倒摔伤。

一、损伤原因与机制

骨盆骨折多为直接暴力撞击所致，还有可能是因为经常挤压骨盆或从高处坠落冲撞所致。如果平时有做剧烈运动，在运动过程中不注意保护局部，动作过猛，就有可能会造成骨盆的肌肉突然猛烈收缩，从而引起骨盆骨折，还会导致骨盆周围多处损伤。若损伤程度较大，骨盆骨折难以愈合，可能会因此诱发撕脱性骨折。骨盆骨折有可能是发生车祸引起的，被撞之后骨盆处会受到严重撕裂，从而引起骨折。暴力也会诱发骨盆骨折，被捶打或者突然摔倒，如果没有做好防范措施，轻者大多是韧带损伤或者韧带撕裂，重者就会发生骨折。

二、症状与体征

1.股骨颈骨折

髋部疼痛，不能站立和行走，移动患肢时疼痛更为明显。在患肢足跟部或大粗隆部叩击时，髋部也感疼痛，在腹股沟韧带中点下方常有压痛。患肢多有轻度屈髋屈膝及外旋畸形。移位骨折病人在伤后不能坐起或站立，但也有一些无移位的线状骨折或嵌插骨折病例，在伤后仍能走路或骑自行车。对这些病人要特别注意，不要因遗漏诊断使无移位稳定骨折变成移位的不稳定骨折。在移位骨折，远端受肌群牵引而向上移位，因而患肢变短。大粗隆在髂－坐骨结节连线之上；大粗隆与髂前上棘间的水平距离缩短，短于健侧。

股骨粗隆间骨折：伤后局部疼痛、肿胀、压痛和功能障碍均较明显，有时髋外侧可见皮下淤血斑，伤后患肢活动受限，不能站立、行走。大粗隆部肿胀、压痛、伤肢有短缩，远侧骨折段处于极度外旋位，严重者可达 90 度外旋。还可伴有内收畸形。

骨盆骨折：有严重外伤史，尤其是骨盆受挤压的外伤史。疼痛广泛，活动下肢或坐位时加重。局部压痛、淤血，下肢旋转、短缩畸形，可见尿道口出血，会阴部肿胀。脐棘距可见增大（分离型骨折）或减小（压缩型骨折）；髂后上棘可有增高（压缩型骨折）、降低（分离型骨折）、上移（垂直型骨折）。骨盆分离挤压试验、4 字征、扭转试验为阳性，但禁用于检查严重骨折患者。

三、评定

① 手法肌力检查：采用徒手肌力评定法（MMT）对康复各阶段髋部周围肌肉的肌力进行评定。

② 关节活动度的评定：测量髋、膝、踝各关节各方向活动的度数。

③ 疼痛的评定：运用视觉模拟评分法（VAS）对疼痛程度进行量化评定。

④ 步态分析：多用观察法和测量法。

⑤ 肢体长度：对健侧及术后患侧肢体长度进行测量。

⑥ 围度测量：测量健侧肌肉围度及患侧受损处大腿围度。

⑦髋关节功能评定：常用 Harris 髋关节等级评分系统评定。

⑧膝关节功能评定：常用 Hohl 膝关节功能评定量表和 Merchan 膝关节功能评定标准评定。

⑨平衡功能评定：常用 Berg 平衡量表、Tinnetti 量表和"站起—走"计时测试。

⑩日常生活活动能力：一般采用 Barthel 指数评定。

四、康复治疗

（一）第一阶段（术后 1 周）

1.目的

减轻患者疼痛，防止肌肉萎缩，改善关节活动范围，增强股四头肌肌力。

2.方法

①体位：内固定术后患肢保持伸直中立位，可穿丁字形矫形鞋，或长形沙袋固定于患侧下肢两侧，或用外展夹板或枕头放在两腿之间。

②术后第 1 天开始，进行深呼吸和咳嗽练习，每次 3～5 分钟，每天 2～3 次。

③术后第 1 天开始，指导患者做股四头肌的等长收缩运动，即有意识地绷紧或放松小腿肌肉，保持 10 秒，放松 5 秒，开始 10 次、20 次、30 次逐步增加。指导患者踝关节的屈曲和背伸运动，足趾的伸、屈运动。

④术后第 1 天开始，做健侧下肢和双上肢各关节的主动活动和抗阻运动，每天 3～4 次，每次 10～15 分钟。

⑤术后第 2 天，鼓励患者做患肢足、踝的主动运动，同时做髋、膝关节的被动运动，活动幅度逐渐增加。

⑥术后 3～7 天，仰卧位，主动屈伸膝关节和髋关节，膝关节 0～30 度练习，髋关节 0～90 度练习，末端保持 10 秒，每组重复 10～20 次，每天 2～3 组。髋外展位做髋内收肌和外展肌群的等长收缩练习，收缩 10 秒，放松 5 秒，每组重复 10～20 次，每天 2～3 组。

（二）第二阶段（术后 2～4 周）

1. 目的

逐渐由被动活动转为主动活动，加强股四头肌和腘绳肌肌力训练。

2. 方法

① 直腿抬高运动：双手放于身体两侧，稳定髋部，将足尖绷紧，缓缓抬高患肢，注意抬高角度小于 90 度，保持 3～5 秒，每天 3 组，开始每组 10～20 次，逐渐增加次数。

② 仰卧屈髋、屈膝运动：屈髋活动以不增加髋部疼痛为宜，屈髋角度小于或等于 90 度，不可内旋。

③ 外展、后伸运动：末端保持 10 秒，不可内旋。

（三）第三阶段（术后 5～12 周）

继续增加髋和膝关节的主动屈伸运动；进行髋关节周围肌群的力量练习；进行负重和平衡练习；日常生活活动能力训练。

（四）第四阶段（术后 13～16 周）

增加下肢内收、外展的主动运动；增加股四头肌的抗阻练习；增加膝关节屈伸关节活动度的练习；增加静蹲练习；进行本体感觉和功率自行车练习。

第二节　腰椎间盘突出症

腰椎间盘突出症是因腰椎间盘退变，纤维环撕裂，髓核向后突出压迫脊髓、神经根或马尾神经所出现的综合征。

一、损伤原因与机制

①退行性改变：腰椎间盘退行性改变是腰椎间盘突出症发生的基本因素，包括纤维环和髓核含水量减少，髓核失去弹性，纤维环向心性裂隙。②损伤：体力劳动、久坐久蹲、驾驶、体育运动等造成的积累性损伤是腰椎间盘突出症发生的

重要因素。③腰骶先天异常：腰椎骶化、骶椎腰化、半椎体畸形、小关节畸形、关节突不对称等先天异常，可使腰椎承受的应力发生改变，从而导致椎间盘内压升高，易发生退变和损伤。④遗传因素：有色人种发病率较低。编码结构蛋白、基质金属蛋白酶、凋亡因子、生长因子、维生素 D 受体等因素与腰椎间盘突出症患病风险增加相关。⑤其他因素：妊娠、肥胖、糖尿病、高脂血症、吸烟、感染等是发生腰椎间盘突出症的危险因素。

二、症状与体征

1.腰痛

腰痛常为首发症状。疼痛一般在腰骶部，大多为酸胀痛，可放射到臀部，反复发作，久坐、久站或劳累后加重，休息后缓解。

2.下肢疼痛

下肢放射性疼痛，站立、行走、打喷嚏或咳嗽时症状加重，卧床休息可缓解，疼痛位置与相应受累神经支配区域相符，严重者可伴相应神经分布区域感觉异常或麻木。大部分腰椎间盘突出症发生在 L4～5 和 L5～S1，可导致坐骨神经痛，出现下肢后外侧放射性疼痛。

3.马尾神经症状

中央型椎间盘巨大突出、脱垂或游离椎间盘组织可压迫马尾神经，出现双下肢及会阴部疼痛、感觉减退或麻木，甚至大小便功能障碍。

4.体征

腱反射较健侧减弱；肌力下降。腹压增高性试验、直腿抬高试验、直腿抬高加强试验、健侧直腿抬高试验或股神经牵拉试验阳性。

5.影像学检查

①X 线片：正位 X 线片上可见腰椎侧弯、椎体偏歪、旋转、小关节对合不良，椎间隙左右不等宽。侧位 X 线片腰椎生理前凸明显减小、消失，甚至反常反凸，腰骶角小，椎间隙前后等宽，甚至前窄后宽。椎体下缘后半部浅

弧形压迹。

② CT：突出的椎间盘超出椎体边缘，与椎间盘密度相同或稍低于椎间盘的密度，结节或不规则块，当碎块较小而外面有后缘韧带包裹时，软组织块影与椎间盘影相连续。硬膜囊和神经根受压变形、移位、消失。黄韧带肥厚、椎体后缘骨赘、小关节突增生、中央椎管及侧隐窝狭窄。

③ MRI：椎间盘突出物与原髓核在几个相邻矢状层面上都能显示；突出物超过椎体后缘重者呈游离状；突出物的顶端缺乏纤维环形成的线条状信号区，与硬膜及其外方脂肪的界限不清；突出物脱离原间盘移位到椎体后缘上或下方。

三、评定

① 手法肌力检查：采用徒手肌力评定法（MMT）对康复各阶段腰肌、髂肌、下肢的肌力进行评定。

② 关节活动度的评定：测量腰椎屈曲、伸展、侧屈、侧旋的度数。

③ 疼痛的评定：运用视觉模拟评分法（VAS）对疼痛程度进行量化评定。

④ 脊柱稳定性评定：使用过屈过伸动态 X 线片检查，与邻近的椎间隙成角超过 15 度或移位超过 3 毫米，就能诊断脊柱不稳定。

⑤ 日本骨科学会的下腰痛评分表（JOA 评分）：腰椎 JOA 评分包括主观症状（9 分）、临床体征（6 分）、日常活动受限度（14 分）和膀胱功能（–6～0 分）四部分。下腰痛评分表总评分最高为 29 分，最低为 0 分。分数越低表明功能障碍越明显。改善指数 = 治疗后评分 – 治疗前评分，治疗后评分改善率 =[（治疗后评分 – 治疗前评分）/ 29– 治疗前评分]×100%。通过改善指数可反映患者治疗前后腰椎功能的改善情况，通过改善率可了解临床治疗效果。改善率还可对应于通常采用的疗效判定标准：改善率为 100% 时为治愈，改善率大于 60% 为显效，25%～60% 为有效，小于 25% 为无效。

四、康复治疗

（一）腰椎牵引

① 慢速牵引：患者仰卧于牵引床上，胸部和骨盆分别固定于牵引床的头部和尾部，施加一定牵引力后，使腰椎受到牵伸。牵引重量一般不小于体重的 25%，多为体重的 30%～70%。通常每次牵引时间为 20～40 分钟，每天或隔天 1 次。

② 快速牵引：患者解除腰带，俯卧于牵引床上，暴露腰部、胸部和臀部，分别固定于牵引床的胸腰板和臀腿板上，患椎间隙与床的胸腰和臀腿板间隙相对应。参数一般选择：牵引距离45～60毫米，倾角10～15度，左右旋转10～18度。牵引后患者平卧于硬板床上，腰部腰围制动，卧床5～7天。

（二）经皮阻滞疗法

常用骶裂孔注射阻滞疗法，将药液经骶裂孔注射至硬膜外腔，所用药液包括维生素B1、维生素B12、利多卡因、地塞米松和生理盐水，30～50毫升，3～5天1次，一般1～3次。

（三）理疗

① 直流电离子导入疗法：应用直流电导入中药、维生素B类药物、碘离子等药物，作用极置于腰骶部疼痛部位，非作用极置于患侧肢体，每次20分钟，每天1次，10～15次为1疗程。

② 低频调制中频电疗法：电极于腰骶部并置或腰骶部、患侧下肢斜对置，根据不同病情选择相应处方，每次20分钟，每天1次，15～20次为1疗程。

③ 超短波及短波疗法：电极于腰腹部对置或腰部、患肢并置，微热量，每次12～15分钟，每天1次，15～20次为1疗程。

④ 微波疗法：将微波辐射电极置于腰背部，微热量，每次12～15分钟，每天1次，15～20次为1疗程。

⑤ 红外照射疗法：红外线灯于腰骶部照射，照射距离为30～40厘米，温热量，每次20～30分钟，每天1次，20次为1疗程。

⑥ 超声疗法：声头放于腰骶部或沿坐骨神经走行，移动法，每次10～15分钟，每天1次，15次为1疗程。

⑦ 石蜡疗法：常用腰骶部盘蜡法，温度42摄氏度，每次30分钟，每天1次，20次为1疗程。

（四）针灸疗法

常用穴位有肾俞、大肠俞、环跳、承扶、委中、承山、阳陵泉、阿是穴等。每次选用3～5个穴，每天或隔天1次。

（五）运动疗法

扫描二维码
观看视频

1.骨盆斜抬练习

仰卧位，双膝屈曲，然后臀部用力夹紧，收缩腹部，压迫下背部紧贴在地板上，再抬高臀部。

2.单侧抱膝练习

仰卧位，双膝屈曲，然后臀部用力夹紧，收缩腹部，再双手抱单膝靠近胸部，然后回到原来位置，重复5次，换另一侧膝部。

3.双侧抱膝练习

仰卧位，抱双膝触胸，慢慢抱紧，直到感觉背部被伸展为止，重复5次。

4.单侧直腿抬高练习

仰卧位，单膝弯曲，另一侧伸直平放，夹紧双臀，收缩腹部，将伸直的一侧下肢抬高，然后慢慢放下，重复5次，换另一侧肢体。

5.背肌强化练习

俯卧位，髋关节下置一枕头，上部躯干抬起5次，然后双膝伸直尽量上抬下肢5次。

6.身心训练

常见的身心训练方法包括：①瑜伽。瑜伽训练包含特殊体位训练、呼吸技术及精神集中训练。②普拉提。普拉提技术侧重于核心的稳定训练。③太极。太极主要包括缓慢动作、呼吸技术及冥想。

（六）推拿疗法

患者俯卧位，医者用掌推法从上至下分别推背部督脉及两侧夹脊、足太阳膀胱经，每条经推3～5遍；脊柱两侧用掌揉法、按揉、滚法，先做健侧后做患侧，重点是腰骶部肌肉；以两手拇指重叠，用力弹拨痛点1分钟；依次点按秩边、环跳、承扶、委中、委阳、阳陵泉、承山、昆仑、太溪、涌泉等穴；两掌重叠按于患者腰骶正中，用力向下有弹性地按压 5～10 次；做腰部的后伸扳肩法、后伸扳腿法和侧扳法；患者取仰卧位，医者两手协调用力，使患者在伸直膝关节的情况下，被动抬起患侧下肢以牵拉坐骨神经。

（七）贴扎疗法

急性期：患者坐位，身体微前屈，双手支撑于床面，三条"I"形贴布，自然拉力，一条锚固定于腰 1 棘突，尾以自然拉力向下延展至骶椎上方；另两条分别贴于脊柱两侧，锚固定于 12 肋骨位置，尾以自然拉力向下延展至髂骨边缘。缓解期：患者坐位，身体微前屈，双手支撑于床面，四条"I"形贴布，中度拉力，一条贴布中段以中度拉力固定于病患椎体处，两尾以自然拉力向左右两端延展；一条贴布中段以中度拉力固定于病患椎体处，两尾以自然拉力向上下两端延展；一条贴布中段以中度拉力固定于病患椎体处，两尾以自然拉力斜向两端延展；一条贴布方向与其垂直，方法相同。

（八）手术疗法

非手术治疗 3～4 周无效后考虑手术治疗。

第三节　梨状肌综合征

梨状肌形状为三角形，位于臀部深层肌，起自部分骶骨前端，终止于股骨大转子，主要作用是配合臀部内外相关肌群以完成由骶神经支配的下肢外展及外旋动作。

一、损伤原因与机制

梨状肌具有特殊解剖结构，肌肉运动能够影响神经功能。若髋关节旋转或外展超出正常范围则可能损伤梨状肌。而处于紧张状态的梨状肌卡压坐骨神经，并刺激局部及其所支配肌肉，产生放射性疼痛。坐骨神经以从梨状肌下缘出口骨盆者居多，少部分可从梨状肌肌肉中走行，故与梨状肌相交时会有部分变异。梨状肌在损伤或受凉的状态下较易痉挛，出现一系列坐骨神经刺激症状，引起梨状肌综合征（PMS）。梨状肌综合征问题不仅局限于梨状肌，坐骨神经位置及分布问题为梨状肌综合征的因素之一。主要病因包括：①解剖因素，以分裂或走行异常为主的梨状肌及坐骨神经问题；②直接因素，严重外伤、手术或由其引发的缺血性损伤。

二、症状与体征

表现为梨状肌的疼痛，尤其是肌肉在骶骨附着点和股骨大转子的内侧，这可能是突然或逐渐发病，与梨状肌痉挛或坐骨神经受压迫有关。坐姿超过15～20分钟后疼痛加重。臀部的疼痛要比腰背痛更常见。

梨状肌综合征的患者可能还会表现出行走困难及同侧小腿内旋时出现疼痛，如发生在盘腿坐着或步行时。梨状肌及骶神经功能障碍的痉挛（如扭转）对骶结节韧带造成应力，这种应力可能导致阴部神经压迫或对骨增加机械应力，可能引起腹股沟及盆腔疼痛。压迫的坐骨神经的分支（腓总神经），在大腿后侧引起的疼痛或感觉异常，梨状肌综合征可能导致颈、胸和腰骶部疼痛，以及胃肠道紊乱和头痛。梨状肌综合征相关的临床症状直接或间接地加重肌肉痉挛，导致神经压迫，或两者均存在。

在梨状肌触诊，特别是肌肉在大粗隆的附着部，压痛是常见的。患者也可在骶髂关节、坐骨大切迹、梨状肌的区域触诊时出现压痛，包括疼痛可放射至膝关节梨状肌收缩造成一些患者臀部聚集明显的"香肠"状物质。梨状肌的收缩会引起同侧（患侧）髋部的外旋。当一个梨状肌综合征患者呈仰卧位时放松，患侧足外旋，是本病典型的阳性体征。患侧足向中线方向移动，导致疼痛。骶丛神经支配阔筋膜张肌、臀小肌、臀大肌、大收肌、股方肌和闭孔外肌，梨状肌也受到刺激。由解剖异常或慢性持续时间引起的梨状肌综合征，可能会发生患侧的肌无力。在这种情况下，关节活动度的评估可能显示患侧髋关节内旋范围减少。骶骨的旋转往往造成患侧下肢的短缩。身体的功能代偿性失调可能进一步导致子宫颈、胸、背部疼痛。

Lasègue 试验：在梨状肌及其肌腱上施加压力时局部产生疼痛，特别是当屈髋屈膝90度时，梨状肌被伸长。

Freiberg 试验：被动内旋髋关节时疼痛明显。

FAIR 试验：患者侧卧位，患侧在上，髋关节屈曲60度，当髋关节稳定时，膝关节弯曲的60～90度，当髋关节内旋时，医者将髋关节内收和内旋，在膝关节处向下施加压力。另外，患者可以采取仰卧位或坐姿，将膝关节和髋关节屈曲，髋关节向内旋转，让患者尝试外旋和外展臀部以抵抗医者。如果有坐骨神经症状，FAIR 试验为阳性。

Beatty 试验：诊断梨状肌综合征的另一项检查。健侧在上，提起并抱膝关节的上方，离开检查台约 10 厘米。如果有坐骨神经症状，Beatty 试验为阳性。

肌电图：EMG 对梨状肌综合征和腰椎间盘突出症的区分是有帮助的。

影像学检测：磁共振成像和 CT 显示的肥大的梨状肌。

三、评定

①疼痛的评定：运用视觉模拟评分法（VAS）对疼痛程度进行量化评定。

②肌力的评定：采用徒手肌力评定法（MMT）对患肢和受累关节周围肌群的肌力进行评定。

③关节活动度的评定：测量髋关节屈曲、伸展的度数。

四、康复治疗

扫描二维码
观看视频

（一）运动疗法

提高周围的肌肉和关节的运动范围，增加这些肌肉群的力量支撑，特别是加强髋关节内收肌的力量。

梨状肌的被动牵拉：患者仰卧位，患肢屈曲、外展、外旋，搭于对侧下肢，医者立于患侧，一手扶患侧膝关节拉向医者方向，另一手扶对侧膝关节推向患者身体方向，两手同时用力，将整个小腿压向患者胸部，促进髋外旋方向用力，注意牵拉过程中患者骶部不要离开床面。

内收肌的力量练习：侧卧位，患者患侧下肢在下，自然弯曲，保持骨盆、脊柱、肩胛和颈部中立位，收腹，患侧下肢自然伸直，向后伸展一定角度，然后向上举腿至最大幅度，再缓慢回到原位。

（二）药物治疗

口服非甾体类抗炎药、肌肉松弛剂和麻醉性镇痛药等。

（三）推拿治疗

患者俯卧位，医者两拇指点按患者的两侧委中穴和绝骨穴，点穴的力量要大，时间约 3 分钟；以前臂揉法作用于患侧臀部，力量由小到大；医者以尺骨鹰嘴着力，垂直于梨状肌肌腹做弹拨的动作，即从外上向内下方向弹拨；患者仰卧位，医者一手扶膝，另一手扶踝，环旋摇动髋关节，并重点在髋关节的内收内旋位摇动。

（四）梨状肌阻滞术

用 0.25% 的利多卡因、维生素 B12500 微克，10~15 毫升，每周 1 次，2~3 次为 1 疗程。

（五）理疗

① 超声波：患者坐位，采用直接接触移动法，强度为每平方厘米 1.5 瓦特，每次 15~20 分钟，每天 1 次，10 天为 1 疗程。

② 微波疗法：用圆形或鞍形辐射器，50~100 瓦，每次 15 分钟，每天 1 次，10 天为 1 疗程。

（六）针刺疗法

有毫针刺法、电针刺法、温针法及刺络放血等。毫针刺法又有扬刺、齐刺、透刺及灰刺法。穴位多选用环跳、秩边、承扶、阳陵泉、阿是穴等。

（七）中药治疗

气滞血瘀者选用桃红四物汤合活血止痛汤加减；寒湿痹阻者选用蠲痹汤、独活寄生汤加减；湿热阻络者选用加味二妙散加减；病久体虚者选用当归鸡血藤汤加减。

（八）手术治疗

其他治疗措施未能解决情况下作为最后手段。

第四节 髂腰肌损伤

髂腰肌是由腰大肌和髂肌构成，分别位于腰部两侧的长肌和髂窝的阔肌，其中腰大肌起自腰椎椎体及椎间盘的侧面及横突后面，髂肌位于腰大肌下部的外侧，起自髂窝的上 2/3 处，两肌下方汇合，经腹股沟韧带深面，共同止于股骨小转子。

一、损伤原因与机制

髂腰肌在近侧支撑时，它的拉力是由下向上前，收缩时能使大腿屈，在跑动中大腿能否快速前摆和高抬与髂腰肌收缩的速度和力量有很大的关系；而在远侧支撑时，两侧髂腰肌同时收缩，使躯干前屈和骨盆前倾，又为跑动中身体重心积极前送，并完成抬腿下压动作，从而为获得向前速度创造了良好的条件。

髂腰肌是髋部主要的屈肌，在髋关节屈曲时，髂腰肌处于紧张收缩状态，突然地伸直髋关节，即突然用力向后的蹬踏动作，会导致髂腰肌肌纤维撕裂。在髋关节伸直位时突然屈髋，髂腰肌过度收缩牵拉沉重的下肢，导致肌腹或肌腱末端的损伤。

二、症状与体征

髂腰肌解剖穿行区域疼痛（腰部、腹股沟疼痛）；改变体位时，特别是主动屈伸髋关节时疼痛出现或加重（腹股沟区）。若周围神经受刺激或压迫，则可出现疼痛沿大腿前部放射至小腿上方区域。

患侧髂腰肌体表投影区域有压痛（腰部及腹股沟）；托马斯征试验阳性，主动直腿抬高试验、抗阻试验和腰大肌牵拉试验阳性。

腰骶部 MRI、超声可显示损伤的部位和程度。

三、评定

①疼痛的评定：运用视觉模拟评分法（VAS）对疼痛程度进行量化评定。
②关节活动度的检查：测量髋关节的屈曲角度。
③手法肌力检查：采用徒手肌力评定法（MMT）对髂腰肌的肌力进行评定。

四、康复治疗

扫描二维码
观看视频

（一）超短波治疗

患者仰卧位，采用对置法，无热或微热，10～15 分钟，每天 1 次，10 天为1 疗程。

（二）腹股沟拉伸练习

两足分开下蹲，上体前倾，两臂放于两腿内侧，两臂向外用力，使两腿尽量分开，感到拉伸感，停留 10～15 秒，间歇 5～6 秒，重复 2～4 次，每天 1 组。

（三）牵伸髂腰肌

患者仰卧位，骨盆靠近治疗床边缘，使其被牵伸的髋关节过度后伸；医者一手将患者对侧髋及膝关节屈曲至其胸口以固定其骨盆；另一手放在被牵伸一侧的股骨远端，给予一个向下的压力使其髋被牵伸。也可患者俯卧位，医者一手支撑并握住患者股骨远端前侧，另一手固定患者的臀部以避免骨盆移动，医者将患者的股骨抬离床面使髋关节伸展。

第五节　急性腰扭伤

急性腰扭伤是指由于腰部肌肉不协调地收缩，导致腰部肌肉、韧带、筋膜的急性损伤。

一、损伤原因与机制

在弯腰伸膝位猛然提起重物，引起骶髂部肌肉、筋膜或韧带的撕裂；在运动中对外力大小估计错误，导致脊柱过伸、过屈、过度扭转；外力直接作用于背部使腰部前屈，或腰部直接受到暴力等，均可引起韧带的损伤；腰部突然闪扭或弯腰和旋转，腰椎后关节后缘间隙张开，使关节内产生负压，吸入滑膜，若腰部突然后伸，滑膜来不及退出而被嵌，形成滑膜嵌顿；腰部肌肉疲劳、腰部肌肉柔韧性不足、腹肌和腰背肌力量不平衡均可导致腰部软组织损伤。90% 的急性腰扭伤发生在腰骶部和骶髂关节部。急性腰扭伤有以下五种类型：腰骶关节扭伤、骶髂关节扭伤、竖脊肌扭伤、棘上棘间韧带扭伤和腰椎滑膜嵌顿。

二、症状与体征

① 腰痛：部分患者在损伤时感到腰部有响声或"撕裂感"，损伤后即感腰部剧烈疼痛；疼痛多为一侧；多位于腰骶部，也可有臀部和下肢的牵涉痛。咳嗽、打喷嚏可使疼痛加重，为减轻腰部疼痛，患者常以两手扶腰。

② 腰椎各方向活动均有受限：腰部僵硬，后伸、前屈、旋转、侧屈困难。

③ 压痛：压痛点较固定，并与肌肉韧带撕裂的位置一致。

④ 肌肉痉挛：主要发生在竖脊肌和臀大肌，可为单侧或双侧，可触及条索状。

⑤ 脊柱生理弯曲改变：疼痛引起肌肉的保护性痉挛，不对称的肌肉痉挛可引起脊柱生理弯曲改变。

⑥ 影像学检查：X 线片显示腰椎前凸消失及侧弯；MRI 显示软组织损伤的范围与程度。

三、评定

① 手法肌力检查：采用徒手肌力评定法（MMT）对患肢和受累关节周围肌群的肌力进行评定。

② 关节活动度的评定：测量腰椎屈曲、伸展、侧屈、侧旋的度数。

③ 疼痛的评定：运用视觉模拟评分法（VAS）对疼痛程度进行量化评定。

④ 脊柱稳定性评定：目前临床多使用过屈过伸动态 X 线片检查，与邻近的椎间隙成角超过 15 度或移位超过 3 毫米，就能诊断脊柱不稳定。

⑤ 日本骨科学会的下腰痛评分表（JOA 评分）：见本章第二节。

四、康复治疗

扫描二维码
观看视频

（一）理疗

根据病情选用超声波、高频电疗、离子透入、红外线照射等。

① 超声波：患者坐位，采用直接接触移动法，强度为每平方厘米 1.5 瓦特，每次 15～20 分钟，每天 1 次，10 天为 1 疗程。

② 红外线：垂直照射患部，以有舒适温热感为准，每次 20～30 分钟，每天 1 次，10 天为 1 疗程。

③ 微波疗法：用圆形或鞍形辐射器，50～100 瓦，每次 15 分钟，每天 1 次，10 天为 1 疗程。

④ 超短波：患者仰卧位，采用对置法，无热或微热，10～15 分钟，每天 1 次，10 天为 1 疗程。

（二）药物治疗

可口服活血化瘀的药物、非甾体类抗炎药，也可外敷跌打损伤药膏、药酒等。

（三）局部封闭

选用 0.5% 普鲁卡因 20 毫升在痛点处进行注射。

（四）推拿治疗

患者俯卧位，医者双手拇指点按患者双侧委中、绝骨，点按力量要大，在点按委中时，嘱患者双手支撑床面，由俯卧位变为手膝跪位，再俯卧于床上，如此反复 5～10 次；在腰骶部施以滚法、揉法，力量由小到大，从健侧到患侧，从损伤周围到损伤局部；患者侧卧位，做腰部的侧扳法；患者仰卧位，医者双手按压患者膝前，使患者极度屈髋屈膝，并左右环旋摇动；若有后伸受限，用后伸背法；若有侧屈受限，用侧背法；经上述治疗仍有疼痛，用腰部牵抖法。

（五）运动疗法

疼痛缓解后可做腰部背伸锻炼，加强腰背肌力量。

①俯卧脊柱伸展练习：俯卧位，颈部和脊柱在一条直线上，下颌微收。收腹并收紧臀部。髋部和肋部最低处不要离开床面，只抬躯干上部，同时维持合适的颈部位置。

②背桥练习：患者仰卧位，髋膝关节屈曲，双足底平踏在床面上，臀大肌收紧向上抬起臀部，抬起过程中肚脐拉向脊柱。膝、髋、肩维持在一条直线上，保持一段时间后，回到原来位置，重复进行。注意动作与呼吸要配合，抬起时要呼气，放下时要吸气。

第六节　腰肌劳损

腰肌劳损是指腰部肌肉、筋膜与韧带等软组织的慢性损伤性炎症，是腰痛最常见原因。

一、损伤原因与机制

竖脊肌纵长、强大，是脊柱后方的长肌。胸腹背筋膜分为浅、中、深三层。浅层覆于竖脊肌后面，中层位于竖脊肌与腰方肌之间，深层位于腰方肌的前面。由于腰部活动度大且频繁，可引起竖脊肌和腰筋膜的损伤。

长期坐位或弯腰工作造成积累性创伤，损伤后由于腰部肌力失调，形成疼痛和保护性肌痉挛。急性腰扭伤后未及时治疗也可转化为本病。

二、症状与体征

① 疼痛：以腰背疼痛为主，时轻时重，常为酸痛、胀痛。疼痛可限于局部，也可向臀部和大腿后侧放射，但不过膝。

② 姿势不正：腰部发僵，步行时上身少动，站立时身体侧偏。

③ 活动受限：晨起痛，日间轻，傍晚复重，活动时间过长或过少均可诱发。

④ 压痛：患处可有多个压痛点，有硬结或硬条。

⑤ 特殊检查：背肌牵拉试验、背伸抗阻试验阳性。

三、评定

① 手法肌力检查：采用徒手肌力评定法（MMT）对腰肌、髂肌、下肢的肌力进行评定。

② 关节活动度的评定：测量腰椎屈曲、伸展、侧屈、侧旋的度数。

③ 疼痛的评定：运用视觉模拟评分法（VAS）对疼痛程度进行量化评定。

④ 脊柱稳定性评定：目前临床多使用过屈过伸动态 X 线片检查，与邻近的椎间隙成角超过 15 度或移位超过 3 毫米，就能诊断脊柱不稳定。

⑤ 日本骨科学会的下腰痛评分表（JOA 评分）：见本章第二节。

四、康复治疗

（一）理疗

根据病情选用超短波、微波、红外线、蜡疗等。

① 超短波：患者仰卧位，采用对置法，无热或微热，10～15 分钟，每天 1 次，10 天为 1 疗程。

② 微波疗法：用圆形或鞍形辐射器，50～100 瓦，每次 15 分钟，每天 1 次，10 天为 1 疗程。

③ 红外线：垂直照射患部，以有舒适温热感为准，每次 20～30 分钟，每天 1 次，10 天为 1 疗程。

④ 蜡疗：患处盘蜡法，温度 42 摄氏度，每次 30 分钟，每天 1 次，20 天 1 疗程。

（二）运动疗法

① 俯卧脊柱伸展练习：俯卧位，颈部和脊柱在一条直线上，下颌微收。收腹并收紧臀部。髋部和肋部最低处不要离开床面，只抬躯干上部，同时维持合适的颈部位置。

② 背桥练习：患者仰卧位，髋膝关节屈曲，双足底平踏在床面上，臀大肌收紧向上抬起臀部，抬起过程中肚脐拉向脊柱。膝、髋、肩维持在一条直线上，保持一段时间后，回到原来位置，重复进行。注意动作与呼吸要配合，抬起时要呼气，放下时要吸气。

（三）药物治疗

可视情况服用中药、消炎止痛药物、肌松药、维生素类药物等。

（四）推拿疗法

患者俯卧位，医者用掌推法从上到下分别推背部督脉及两侧夹脊、足太阳膀胱经，每条经推 3～5 遍；用滚法作用于患者背部及腰骶两侧肌肉；两手拇指拨法、掌指拨法，左右弹拨骶棘肌或其他肌肉；在患者腰骶部涂少量按摩乳，左右或上下施以擦法；患者仰卧，屈髋屈膝，医者双手按压患者膝前，使患者极度屈髋屈膝，并左右环旋摇动。

CHAPTER 07

第七章
大腿、膝部损伤的康复

膝关节是人体最复杂的关节，在运动中容易发生损伤。大腿部的运动损伤多为肌肉拉伤。

第一节　股骨干骨折

股骨干是指股骨小转子下 2～5 厘米到股骨髁上 2～4 厘米的部分。股骨干骨折的发生率略低于粗隆部骨折和股骨颈骨折，约占全身骨折的 6%，其伤情严重，好发年龄为 20～40 岁的青壮年。

一、损伤原因与机制

成人股骨骨折一般由高强度的直接暴力所致，也可因高处坠落到不平地面所产生的杠杆及扭曲的传导暴力。儿童股骨干骨折通常为直接暴力引起。

二、症状与体征

伤后剧烈疼痛、局部肿胀明显、畸形和功能障碍。根据骨折的受伤的机制不同，有的骨折如果移位不是很明显，可能疼痛也比较轻，但要警惕这种疼痛比较轻微的股骨干骨折，要早期发现，明确诊断。而对于受到较大暴力造成的骨折，可能疼痛比较严重，移位也比较明显。骨折错位之后会造成肢体的外形的改变，如向内成角、向外成角以及异常活动，用手活动肢体，会感觉到骨折部位有骨擦音、骨擦感。

三、评定

① 肢体长度、周径的测量：下肢长度有真性长度和假性长度之分，假性长度指从脐到内踝间的距离。临床上常常测量的是下肢的真性长度。

肢体长度测量：用皮尺测量髂前上棘通过髌骨中点至内踝（最高点）的距离。测量时可以测量整个下肢长度，也可分段测量大腿长度和小腿长度。大腿长度是指测量从髂前上棘至膝关节内侧间隙的距离。小腿长度是指测量从膝关节内侧间隙至内踝的距离。

肢体周径的测量：进行肢体周径测量时，必须选择两侧肢体相对应的部位进行测量。为了解肌肉萎缩的情况，以测量肌腹部位为佳。测量时用皮尺环绕肢体已确定的部位一周，记取肢体周径的长度。患肢与健肢同时测量进行对比。下肢周径测量时：取髌骨上方 10 厘米处；小腿周径测量时取髌骨下方 10 厘米处。

② 肌力评定：常用徒手肌力评定，主要检查髋周肌群、股四头肌、腘绳肌、胫前肌、小腿三头肌肌力。

③ 关节活动度评定：用量角器法测量髋、膝、踝关节各方向的主、被动关节活动度。

④ 步态分析：步态分析的方法有临床分析和实验室分析。临床分析多用观察法、测量法等；实验室分析包括运动学分析和动力学分析。

⑤ 下肢功能评定：重点是评估步行、负重等功能。可用 Hoffer 步行能力分级、Holden 的功能步行分类。

⑥ 神经功能评定：常检查的项目有感觉功能检查和反射检查和肌张力评定。

⑦ 疼痛评定：运用视觉模拟评分法（VAS）对疼痛程度进行量化评定。

⑧ 平衡功能评定：常用的量表主要有 Berg 平衡量表，Tinnetti 量表，以及"站起－走"计时测试。

⑨ 日常生活活动能力评定：常用改良 Barthel 指数和功能独立性评定。

⑩ 骨折愈合情况：包括骨折对位对线、骨痂生长情况，有无愈合延迟或不愈合或畸形愈合。主要通过 X 线检查完成，必要时做 CT 检查。

四、康复治疗

小儿单纯股骨干骨折多采用非手术疗法，成人股骨干骨折多采用手术疗法，髓内钉内固定或钢板螺丝钉固定。术后应积极介入康复。

（一）第一阶段（术后 1～2 周）

1.目标

此时伤肢肿胀、疼痛、骨折断端不稳定，容易再移位。在骨折早期主要目的在于保持肌肉张力和减轻局部肿胀，防止出现关节僵硬和肌肉萎缩，使骨折愈合与功能恢复相结合。

2.方法

① 卧床休息，将患肢置于舒适位置，并保持其略高于心脏水平，可促进静脉的回流，并作向心性推拿以利于肿胀消退。改善患肢的血液循环，促进瘀血、渗出液的吸收。

② 进行伤肢股四头肌和腘绳肌的等长收缩，即在关节不动的前提下，肌肉做有节奏的收缩和放松，通过肌肉的等长收缩可以预防肌肉萎缩或粘连。每天4～5 次，每次 5 分钟左右，以患者不感到过劳为原则。

③ 术后即可做踝关节及趾间关节屈伸活动、以小腿肌肉及股四头肌等长收缩为主要的活动。以上运动不能影响骨折的固定，更不能做不利于骨折愈合的活动，尤其不能做下肢的内外旋运动。进行髌骨的被动活动。术后 3～5 天，进行膝关节的主动屈伸练习。

④ 此期的康复训练，原则上除了骨折外上下关节不运动外，身体的其他部位均应进行正常的活动。术后 4～6 小时进行关节主、被动锻炼，并轻轻推拿伤口以外的患肢肌肉，以促进患肢静脉回流，加速肿胀的消退，预防深静脉血栓形成的发生。

⑤ 鼓励患者深呼吸，有效咳嗽，同时上肢外展，以扩胸增进体力和心肺功能。

⑥ 物理因子治疗。超短波：患者仰卧位，采用对置法，无热或微热，10～15 分钟，每天 1 次，10 天为 1 疗程。超声波：患者坐位，采用直接接触移动法，强度为每平方厘米 1.5 瓦特，每次 15～20 分钟，每天 1 次，10 天为1 疗程。

（二）第二阶段（术后2～4周）

1.目标

逐渐增加锻炼强度和活动范围，使全身关节达到或接近正常的活动，使患肢的功能大部分得到恢复。

2.方法

① 指导患者在床上患肢不负重活动。

② 进行膝关节、踝关节，以及足的小关节主动屈伸练习。

③ 主动肌力练习：直腿抬高练习、俯卧位后抬腿练习、俯卧位后勾小腿练习，每组10～15次，每天3～4组。

④ 利用牵引床以进行上臂锻炼，训练臂力，以便下地时用拐，增加髋关节伸屈活动。

⑤ 对于在术前牵引或石膏固定时间较长，关节又有一定程度僵硬的患者应给予 CPM 机锻炼，再逐渐过渡到关节的主动功能锻炼。

⑥ 物理因子治疗。

超短波：患者仰卧位，采用对置法，无热或微热，10～15分钟，每天1次，10天为1疗程。超声波：患者坐位，采用直接接触移动法，强度为每平方厘米1.5瓦特，每次15～20分钟，每天1次，10天为1疗程。

（三）第三阶段（术后5～12周）

1.目标

扩大关节各方向的活动范围，恢复肌力，增加肢体运动功能。在此期间继续加强患肢关节的主动训练，使患肢功能恢复正常活动范围。

2.方法

① 运动疗法：继续进行关节活动范围和肌力训练，增强幅度，增大阻力。

② 物理因子治疗：在原来的基础上增加水疗。

③ 步行训练：从患肢不着地的双拐单足站立和平行杠内健肢站立练习，到双

拐负重 1/4 行走、负重 1/2 行走、负重 3/4 行走、全负重，从足尖着地行走，到前足着地、大部分足着地、全足着地，再到扶双拐步行。

（四）第四阶段（术后 3～6 月）

1. 目标

恢复受累关节的关节活动度，增强肌肉的力量，使肢体功能恢复。

2. 方法

① 继续抗阻力活动和加强关节活动范围练习，增加本体感觉练习。

② 物理因子治疗：蜡疗、红外线疗法、短波疗法、超声波疗法、直流电碘离子导入疗法等。

③ 站立行走练习：斜板站立练习、跨越障碍物练习、上下斜坡练习、上下楼梯练习等。

第二节　腘绳肌损伤

腘绳肌是大腿后侧的肌群，包括半腱肌、半膜肌、股二头肌，腘绳肌与强有力的股四头肌相对应。股二头肌长头、半腱肌、半膜肌起于坐骨结节，股二头肌短头起于股骨粗线。

一、损伤原因与机制

股二头肌长头和短头止于胫骨外面于腓骨，半腱肌、半膜肌止于胫骨内侧髁。股二头肌长头、半腱肌、半膜肌收缩动作是髋伸展和膝屈曲，股二头肌短头收缩动作是膝屈曲。它收缩的主要功能就是屈膝和后伸髋关节，是维持膝关节稳定性，尤其是防止胫骨过度前向错动的重要动力性稳定结构，运动员易发生腘绳肌的扭伤、撕裂等形式的损伤。

特殊的解剖结构：多关节肌的工作特点是一个环节运动时已经缩短或拉长，而在另一个环节运动时再继续缩短或拉长就有困难，这种现象称为多关节肌功能性"主动不足"或"被动不足"，是影响肌肉力量和柔韧性的关键因素，也是造成其损伤的主要原因。

离心收缩力不足：腘绳肌的主要功能是在跑或跳的摆动阶段，产生离心力，降低下肢向前运动速度，为足与地面接触做准备。在离心收缩中，过伸的下肢在开始时能够使腘绳肌产生强烈的反应。如果肌肉柔韧性不足或未做准备活动，腘绳肌极有可能拉伤。这种情况在短跑运动员中最常见，反复的离心收缩可能导致肌纤维的微小破坏，从而使其成为撕脱伤的主要起始点。

两侧腘绳肌力量不均衡：两侧力量不平衡是导致腘绳肌拉伤的因素之一，而恢复力量平衡训练会减少肌肉拉伤的发生。

缺乏柔韧性：肌肉的僵硬程度增加，使更多的应力作用于邻近关节，同时提示肌力的不均衡，可能导致疲劳过早发生，或出现不正确的力学模式。

其他影响因素：使用过度、肌肉疲劳、二次损伤、准备活动不充分、鞋不合适等也可引起腘绳肌的损伤。

二、症状与体征

① 疼痛：本病的主要症状。慢性劳损型一般在重复损伤动作时才痛，被动牵拉或坐凳时痛。

② 断裂音响：音响高低不一，轻者只有运动员本人感到，重者如弓断弦，旁人都可听到。

③ 肿胀：因血管损伤程度而异。重者出血较多，形成大血肿，大腿迅速肿胀，不久皮肤出现瘀斑。

④ 压痛：早期伤部压痛局限，肿胀后则压痛广泛。晚期或慢性劳损，在寻找压痛点时，必须在腘绳肌收缩并对抗阻力时才易确定。

⑤ 屈膝抗阻痛：仰卧、俯卧检查均可，常用以与坐骨神经痛相鉴别。

⑥ 肌肉短缩：必须检查，对需此肌肉的项目尤应注意，其方法是测量直抬腿的高度。

⑦ 肌肉收缩畸形：如为肌腹中间全断裂则出现"双驼峰"畸形。一端断裂则用力时肌肉收缩成球状。部分断裂则只见凹陷。

⑧ 改良屈膝牵伸测试：患者仰卧位，使双腿完全伸直。接下来被动屈髋屈膝至最后角度，然后迅速伸直膝关节。大腿后部出现疼痛即为阳性。

⑨ Puranen-Orava 测试：患者站立，抬起髋关节至屈曲 90 度，然后主动伸膝，伸膝末端让脚跟支撑在桌子或椅子上。大腿后部的疼痛即为阳性。

⑩ 屈膝牵伸测试：患者仰卧位，使双腿完全伸直。接下来被动屈髋屈膝至最

后角度，然后缓慢地伸直膝关节。大腿后部出现疼痛即为阳性。

三、评定

1. 肌力的评定

一级：俯卧，试图屈膝时于腘窝两侧可触及肌腱活动；二级：向同侧侧卧，托住对侧下肢，可主动屈膝；三、四、五级：俯卧，膝从伸直位屈曲，阻力加于小腿下端后面。

2 日常生活活动能力评定

临床常用 ADL 评定量表，主要有 Barthel 指数和功能独立性评定（FIM）。

3. 疼痛的评定

运用视觉模拟评分法（VAS）对疼痛程度进行量化评定。

4. 痉挛评定

患者坐位或仰卧位，膝关节于检查床缘屈曲，小腿在床外下垂，然后将患者膝关节抬高至充分伸展位，当小腿自膝关节充分伸展位自由落下时，通过电子量角器（或肌电图）记录小腿钟摆样的摆动情况。正常人的摆动角度运动呈典型的正弦曲线模式，而痉挛肢体则摆动运动受限，并很快回到起始位。

5. MRI 腘绳肌损伤评定

通常采用 3 级评定量表。1 级损伤表现为肉眼小于 5% 的肌肉的损伤（基于轴向切片），同时与体格检查时的症状相关（肌肉拉伤）。2 级损伤表明肌束受到明显损伤，称为部分撕裂（损伤占肌肉厚度的 5% 至 50%）。3 级损伤为完全撕裂。

四、康复治疗

（一）Ⅰ度损伤的康复

1.第一阶段（损伤后1～2天）

① 休息，停止任何可能引起疼痛的活动。坐卧时尽量抬高患腿。

② 使用冰敷冷疗，每2～4小时1次，每次15分钟左右。注意不要将冰袋直接敷在皮肤上，以免冻伤。

③ 可以使用弹力绷带或者冷疗带加压固定。

④ 医生指导下，可适当使用NSAID类消炎止痛药及肌松药物。

⑤ 坐位膝关节伸展训练：坐位时尽量伸直膝关节，然后可以躺下放松返回休息位。重复3～5分钟。不要长时间保持该姿势。

2.第二阶段（损伤后2～4天）

① 从冰敷变为热敷，可以使用热敷袋或热水浴。特别是在开始伸展及肌力训练之前使用。

② 在医生指导下，进行超声波、微波或电刺激治疗。一般在康复训练前进行比较适宜。

③ 静态腘绳肌伸展训练：该训练可以缓解疼痛。每次进行30秒，每日4～5次。

④ 站立位屈膝训练：该训练可以适当增加腘绳肌力量，缓解疲劳。隔天训练，每次3组，每组20次，轻负荷。然后逐渐增加负荷，减少训练时间，每周3次，每次4组，每组10次。

⑤ 抗阻屈膝训练：使用训练器械或者抗阻弹力带进行。每组10次，每次3组，然后短暂休息。每周进行3次。

⑥ 推拿：隔天进行1次肌肉推拿。如果推拿过程中，疼痛可以忍受的情况下可以增加推拿深度。

⑦ 当进行这些恢复性训练时不出现疼痛，或者好转明显时，可以开始小幅慢跑。一般在2周内逐渐增加训练的耐力和跑步速度。

⑧ 持续慢跑大约40分钟并且没有任何问题时，可以开始速度训练。一般

先以 50% 体能进行 10×60 米的大跨步跑，2～3 天后，可以进行 70% 体能的 10×60 米的跨步跑。

⑨ 固定自行车训练。

⑩ 爬楼梯训练，在能忍受的情况下增大步幅。

（二）Ⅱ度损伤的康复

1. 第一阶段（损伤后 1～3 天）

① 休息：尽可能地多坐、多躺，并抬高患肢。

② 冰敷：每 2～4 小时使用冰敷 15 分钟。不要直接把冰袋放在皮肤上，以免冻伤。

③ 加压固定：可以使用弹力绷带或者冷疗带固定。

④ 医生指导下，适当使用非甾体类消炎止痛药及肌松药物。

2. 第二阶段（损伤后 4～7 天）

① 每隔 20～30 分钟交替使用热敷和冷敷 5 分钟（使用冰敷可以降低局部血流）。每日 3 次。

② 静态腘绳肌伸展训练：持续牵拉 30 秒左右，每天 4～5 次。

③ 坐位膝关节伸展训练：坐位时尽量伸直膝关节，然后可以躺下放松，返回休息位。重复 3～5 分钟。如果感到疼痛即停止，不要长时间保持该姿势。

④ 从第 4 天起，可以开始无痛训练：站立位屈膝训练（每次 3 组，每组 20 次）、俯卧位直腿抬高训练（每次 3 组，每组 10 次）。

⑤ 腹股沟及髋部肌力训练：用于加强髋部和腹股沟肌肉力量，使用抗阻弹力带进行练习（隔天训练，每次 3 组，每组 20 次）。

⑥ 急性损伤出血缓解后，可以进行轻度的推拿。

⑦ 物理因子治疗：如经皮电刺激（TENS）、超声，能够减轻疼痛和缓解肿胀。

⑧ 训练后进行冰敷、推拿。

3. 第三阶段（损伤后 7～14 天）

① 在康复训练开始前热敷（热敷袋或热水浴）10 分钟，帮助放松腘绳肌。

②抗阻屈膝训练：负重训练机上进行轻度抗阻屈膝训练，或者使用抗阻弹力带（每周 3 次轻度抗阻训练，每次 3 组，每组 20 次，然后短暂休息）。训练过程中保证无痛进行。

③桥抬训练或椅上抬高训练：患者仰卧，双膝屈曲置于地面或者伸直放在椅子上。向上抬起双髋及臀部，尽可能高地抬离地面，维持 3～5 秒（隔天 1 次，每次 3 组，每组 20 次）。当练习能够很顺利完成时，可以患腿单独训练。

④隔天进行推拿。

⑤隔天进行游泳或者固定自行车练习。

⑥如果这些训练能够无痛地进行，可以同时开始适当慢跑。

⑦训练后进行冰敷、推拿。

4. 第四阶段（损伤 14 天以后）

①康复训练前热敷（热敷袋或热水浴）10 分钟。

②继续静态腘绳肌伸展训练。

③每周进行腘绳肌推拿，直到腘绳肌损伤处瘢痕结节感消失。

④动态伸展训练：每天进行 1～2 次。

⑤继续抗阻屈膝训练，通过逐渐增加负荷（可以增加弹力带张力），减少频率，提高训练难度（每次 4 组，每组 10 次，每周 3 次）。

⑥离心性腘绳肌肌力训练：双膝跪地，医者帮忙固定双小腿，患者向前倾俯，尽量往下接近地面。练习关键是保持这个姿势，避免下腰和双髋关节活动（起初每周 1 次，每次进行多组，每组 10 下；然后可以逐渐增加训练量至每周 2 次训练）。

⑦当连续跑步 40 分钟没有问题时，可以开始速度练习。以 50% 体能进行 10×60 米的大跨步跑。2～3 天后，可以进行 70% 体能的 10×60 米跑。

⑧进行游泳或者固定自行车练习。

⑨训练后进行冰敷、推拿。

（三）Ⅲ度损伤的康复

1. 第一阶段（损伤后 1～7 天）

①即刻寻求医疗救助。

②R.I.C.E（休息、冰敷、加压、抬高患肢）。

③合理使用拐杖。

④医生专业指导下进行康复。

⑤目标：尽早恢复到全负重状态下活动。

2.第二阶段（损伤后 7～14 天）

①进行热敷，可以使用热敷袋、热水浴或者超声波。

②当急性损伤出血控制后，可以进行推拿。起初轻度，如果疼痛可以忍受，逐渐过渡为深度推拿。

③无痛下进行静态肌肉收缩练习，非负重进行，每天 4 组，每组 10 次。

④静态腘绳肌伸展训练：保证无痛进行，每次持续 30 秒，每天 5 次。

⑤俯卧位屈膝训练：保证无痛进行，身体俯卧，膝关节屈向臀部，持续 5 秒，每次 3 组，每组 10 次。

⑥腹股沟及髋部肌力训练：使用抗阻弹力带和踝关节负重带，隔天 1 次，每次 3 组，每组 20 次。

⑦物理因子治疗：如经皮电刺激（TENS）、超声波。

⑧训练后进行冰敷、推拿。

3.第三阶段（损伤后 2 周～1 月）

①除以上这些训练外，另外增加抗阻屈膝训练。使用抗阻弹力带或训练器械进行，每周 3 次，每次 3 组，每组 20 下。

②桥抬训练或椅上抬高训练：每次维持动作 3～5 秒，隔天 1 次，每次 3 组，每组 20 下。当练习能够很顺利完成时，可以患腿单独训练。

③进行浅蹲训练（保持腘绳肌不受力），双足分开与肩同宽，每周 3 次，每次 3 组，每组 15～20 下。

④隔天进行运动推拿。

⑤隔天游泳练习。

⑥疼痛可以忍受的情况下进行固定自行车练习。

⑦训练后进行冰敷、推拿。

4.第四阶段（损伤1个月以后）

① 康复训练前热敷（热敷袋或热水浴）10分钟。

② 继续上述训练，逐渐增加训练强度，改变训练量为每次4组，每组10次。

③ 动态伸展训练：每天进行1～2次。

④ 离心性腘绳肌肌力训练：起初每周1次，每次进行多组，每组10下；然后可以逐渐增加训练量至每周2次训练。

⑤ 如果感到无痛，可以开始进行慢跑。起初速度放慢持续5分钟，然后逐渐增加训练时间和速度。

⑥ 持续跑步40分钟没有任何问题时，可以开始速度练习。先以50%体能进行10×60米的大跨步跑。2～3天后，可以进行70%体能的10×60米跑。

⑦ 进行游泳或者固定自行车练习。

⑧ 训练后进行冰敷、推拿。

第三节 髂胫束综合征

髂胫束综合征（ITBS）在1973年由Rennel首次提出，是指由于髂胫束（ITB）与股骨外上髁摩擦引起的以膝关节外侧疼痛为主要特征的症候群。

一、损伤原因与机制

解剖学上，髂胫束是包绕大腿深筋膜—阔筋膜的外侧增厚部分，从髂嵴前缘的外侧缘起，分为上下两层，包裹阔筋膜张肌，并与之紧密结合，下面的纵行纤维明显增厚而呈扁带状，其后缘延续于臀大肌肌腱，止点附着于胫骨外侧髁、腓骨头和膝关节囊。髂胫束起到固定膝关节、防止胫骨过度内旋、伸直膝关节和外展髋关节的作用。只要与其连接的组织结构发生病变就有可能导致髂胫束综合征的发生。因此，下肢生物力线的改变、大腿肌肉的病变、训练方式的错误、炎症的发生等均可引发该病。

二、症状与体征

髂胫束综合征患者多以膝关节外侧伸屈疼痛（在膝关节屈曲20～30度或伸

直时最明显）为主要症状，跑步时加重，或伴有膝关节打软等症状。

伸屈膝关节，髌骨外侧疼痛可闻及摩擦音。患侧臀部及胫骨外侧疼痛可放射至膝部。在股骨外上髁可触及压痛点，髂胫束紧张，可触及条索状结构或结节。

Ober 征阳性：患者侧卧，健侧在下，屈髋屈膝 90 度，医者一手固定骨盆，另一只手握住患肢踝部，之后屈髋、外展再伸直，此时放松握踝的手，正常可自然下落到健肢后方，如不能落下或者在健肢前方则为阳性。

超声检查：常在股骨外侧髁处、Gerdy 结节上缘 0.5 厘米处发生增厚与病变。

MRI 显示：股骨外侧髁的近或远侧境界不清的异常信号；髂胫束深浅部的异常信号；ITB 与股骨外侧髁的近或远侧局限性积液；ITB 位于股骨外侧髁或者Gerdy 结节的部分增厚可呈连续或波浪性中断，并可伴有胫骨结节的撕脱性骨折和 ITB 附着处水肿；可伴有关节腔积液。

三、评定

① 手法肌力检查：采用徒手肌力评定法（MMT）对阔筋膜张肌的肌力进行评定。

② 关节活动度的评定：测量膝关节屈曲、伸展的度数。

③ 疼痛的评定：运用视觉模拟评分法（VAS）对疼痛程度进行量化评定。

④ 围度测量：用软尺测量膝关节处的周径。

⑤ 一般检查：检查局部皮肤是否正常，有无破损、窦道畸形、是否肿胀，压痛，有无异常的活动。

四、康复治疗

（一）运动疗法

1. 阔筋膜张肌的拉伸训练

患者仰卧，医者立于患侧，一手扶住患者健侧下肢，使其保持屈髋屈膝以固定骨盆，另一手放在患侧股骨远端，向地板方向用力促进髋关节的伸展，保持10～20 秒的时间。

2. 臀部肌肉的力量训练

① 壶铃甩摆练习：患者呈站立位，双手持壶铃放于身前，膝关节微屈，髋关

节屈曲至最大角度。利用臀肌的收缩快速伸髋，同时利用惯性肩关节水平前屈，将壶铃提起后随着重力放下，摆动重复20～30次为一组，每天2～3组。

②扶墙踢腿练习：患者双手扶墙，左腿支撑，上身保持正直。右腿伸直向后踢20～30次为一组。换右腿支撑，踢左腿20～30次为一组，再侧踢20～30次为一组。每天各2～3组。

③扶墙控腿练习：患者双手扶墙，左腿支撑，上身保持正直。右腿伸直向后抬至极限处停住，控制30～60秒为一组，然后落下放松。换右腿支撑，控左腿30～60秒为一组，再控侧腿30～60秒一组。每天各2～3组。

（二）物理因子治疗

①超声波：患者坐位，采用直接接触移动法，强度为每平方厘米1.5瓦特，每次15～20分钟，每天1次，10天为1疗程。

②超短波：患者仰卧位，采用对置法，无热或微热，10～15分钟，每天1次，10天为1疗程。

③中频电疗法：采用对置法，强度为耐受量，每次20分钟，每天1次，10天为1疗程。

④红外线：垂直照射患部，以有舒适温热感为准，每次20～30分钟，每天1次，10天为1疗程。

（三）封闭治疗

痛点局限者，用皮质激素加利多卡因局部注射。

（四）针刺治疗

针刺取穴以针刺阿是穴为主，同时配循经穴位，如风市、中渎、阳陵泉、伏兔、阴市、梁丘、足三里、血海、委中、内外膝眼等。

（五）推拿治疗

患者仰卧位，做股四头肌、髂胫束、股二头肌、胫前肌和小腿三头肌的点、按、揉法；按揉风市、阳陵泉、伏兔、梁丘、血海、委中等穴位；让患者站立位，用拇指按住股骨髁髂胫束下滑囊处，嘱患者放松下蹲，再站立，如此4～5次。每天1次，5次为1疗程。

第四节　髌腱末端病

髌腱位于膝关节下方，是股四头肌肌腱跨过髌骨移行而成的，连接髌骨和胫骨的一条肌腱，主要是控制膝关节屈伸，协助下肢完成跑跳及蹬踏的活动。髌腱末端病是由于髌腱过度使用引起髌腱损伤，造成功能障碍，引起疼痛，疼痛部位主要在髌骨下缘，走路时疼痛不明显，下蹲或者爬楼梯这类需要屈曲膝关节的动作时疼痛明显加重，是一种常见的运动损伤。

一、损伤原因与机制

当长时间运动、反复跳跃或者突然增大运动强度时，髌腱反复牵拉导致骨腱结合部位的结构损伤。该伤在需要经常跳跃的运动员中发病率较高，如排球和篮球运动员，可高达 45% 和 32%。目前，该伤在普通健身爱好者中的发病率也不断增加，主要是由于很多人只进行自己喜欢的运动项目而忽略下肢的力量训练，或是在运动中跳跃和落地姿势不良，或是运动后缺少牵拉放松，导致膝关节周围肌肉不平衡。

髌腱末端病的发病机制尚不明确，主要可归纳为以下两点：①由末端结构局部微循环障碍引起的多种活性因子对末端结构的破坏作用；②末端结构的失代偿反应。这两个主要因素并不是独立地起作用，而是相互交叉影响并贯穿疾病的整个过程。

二、症状与体征

主要为蹲跳时疼痛，行走平路不受影响，可触及髌下深压痛。本病分为四期：①运动后出现疼痛；②开始运动时出现疼痛，运动中疼痛消失，运动后出现疲劳和疼痛；③运动时和平时均出现疼痛；④髌腱断裂。股四头肌萎缩，髌骨尖及底部前轻度肿胀；髌骨周缘腱附着处有指压痛，以及髌尖区、髌底缘指压痛最常见。

膝腱反射检查：让患者保持仰卧平躺，医者用左手托起一侧膝关节，让一侧弯曲的膝关节形成大概 120 度的角度，医者用右手握住叩诊锤，用锤头叩击膝关节前面髌骨下方的肌腱。当叩击时被检查一侧的小腿会发生轻微的伸展运动，能够证明这一侧的腿部存在膝腱反射。同理可以检查另一侧腿部，观察叩击时是否能使小腿发生运动。膝腱反射的中枢在第二腰椎节段到第四腰椎节段的脊髓上，此位置出现病变或者损伤就会出现膝腱反射消失的表现。

斜面下蹲试验：平面下蹲膝盖前出现疼痛，换到斜面下蹲时疼痛减轻，则很可能患有"髌腱炎"。

伸膝抗阻试验（图7-1）：髌腱、股四头肌肌腱在髌骨的附着部疼痛。

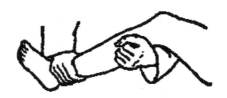

图7-1　伸膝抗阻试验

（引自曲绵域，于长隆．实用运动医学[M]．北京：北京大学医学出版社，2003）

三、评定

① 手法肌力检查：采用徒手肌力评定法（MMT）对股四头肌的肌力进行评定。

② 关节活动度的评定：测量膝关节屈曲、伸展的度数。

③ 疼痛的评定：运用视觉模拟评分法（VAS）对疼痛程度进行量化评定。

④ 围度测量：用软尺测量大腿关节处的周径。

⑤ 一般检查：检查局部皮肤是否正常，有无破损、窦道畸形、是否肿胀，压痛，有无异常的活动。

四、康复治疗

（一）推拿

做膝关节周围及后侧的按揉法、叩击和滚法；弹拨髌韧带、内外侧韧带；提拿髌骨；做鹤顶、血海、梁丘、伏兔、内外膝眼、阳陵泉、委中、承山等穴的一指禅推法；在髌腱腱围痛点处做拇指刮法；被动屈伸膝关节；做膝关节周围的擦法，以透热为度。

（二）肌力训练

① 股四头肌等长肌力训练：膝关节分别屈曲 0 度、30 度、60 度、90 度，关节静止不动，然后收缩大腿肌肉。10 秒 1 次，一组 10～15 次，每天 3～5 组。

② 股四头肌等速训练：发展肌肉力量和耐力。有条件的可以进行该项训练。

③ 股四头肌离心收缩：健侧腿在上，患侧腿在下，患侧腿有控制地缓慢从水平位开始下落，下落到最低点。注意在下落过程中要慢速均匀。

④ 进阶：患侧腿放置弹力带施加阻力，患侧腿起始位为小腿水平与地面，然后有控制地缓慢均匀下落至小腿与地面垂直。

⑤ 腘绳肌肌力训练：山羊挺身，在器材上，俯卧位，将身子直起然后缓慢放下，每组 15 次，每天至少 3 组。

⑥ 瑞士球臀桥：将双脚足跟踩在瑞士球上，双手双臂紧贴地面保持身体稳定，身体慢慢直起成臀桥状态，然后保持身体和髋关节处于一条直线上，保持 30 秒，每组 30 秒，每天 3 组。

⑦ 小腿三头肌肌力训练：站在台阶上，脚尖置于台阶，脚跟抬起，支撑身体向上，然后缓慢落下。每组 30 次，每天 3 组。

⑧ 胫骨前肌肌力训练：端坐于椅子上，小腿抬起，然后进行勾脚尖的动作。一组 15 次，每天 3～5 组。

⑨ 进阶：抗阻训练。一组 10～15 次，一天 3～5 组。

（三）牵伸训练

扫描二维码
观看视频

① 股四头肌牵拉：患者俯卧位，医者一手固定骨盆，一手握患者足踝，使其屈膝，足跟尽量触及臀部。每次 30 秒，每组 2～3 次，每天 2～3 组。

② 腘绳肌牵拉：患者仰卧位，医者将患肢托于肩上，利用身体前倾的力量，在保持伸膝位时逐渐增加屈髋的角度。每次 30 秒，每组 2～3 次，每天 2～3 组。

③ 小腿三头肌牵拉。

腓肠肌：患者仰卧位，医者一手握踝关节足跟部，另一手固定在小腿前，利用重心移动使踝关节背屈；比目鱼肌：患者俯卧位，医者一手保持患者屈膝位，另一手握足跟部，向背屈方向用力牵拉。每次 30 秒，每组 2～3 次，每天 2～3 组。

（四）功能性神经肌肉控制（PNF）

患者俯卧位，患侧膝关节尽可能屈曲，医者轻压足踝使足跟尽量靠近臀部，直到患者感受到股四头肌开始受到牵伸。医者用手抵住患者的胫骨，提供等长收缩的阻力，嘱患者用力伸膝，等长收缩6秒，完成后嘱患者放松，深吸气，保持小腿在起始位置，患者呼气时，医者加大牵伸程度，再次进行等长收缩，重复3次。牵伸过程中要与患者保持沟通，整个过程不应使患者被牵伸肌肉感到明显疼痛。用这种方法将腘绳肌、股内收肌群、阔筋膜张肌、小腿三头肌进行牵伸。

（五）增加下肢整体蹬地的功能

臀部收紧，膝关节朝向第二脚趾方向，不要内扣，向前蹬至最大再缓慢回来，10次为1组，每次练习3组。

（六）冲击波治疗

髌腱压痛点局部涂抹耦合剂，强度2巴，频率8赫兹，冲击次数为2000次。每周1次，2周为1疗程。

（七）水中疗法

在水中进行膝关节及周围肌肉的力量练习、关节活动度练习和功能训练。如水中牵引屈髋、水中牵引伸髋、水中画"8"字、兔子跳、下蹲等。每天1次，10天为1疗程，共3个疗程。

第五节　髌骨软骨病

髌骨软化症是髌骨软骨损伤引起的退行性变化，包括软骨的肿胀、碎裂、脱落和腐蚀等病变而产生的一系列症状。

一、损伤原因与机制

膝关节长期、用力、快速屈伸，增加髌骨关节的磨损，如自行车、滑冰运动员的训练，是本病的常见原因。先天性髌骨发育障碍，位置异常及股骨髁大、小异常，或后天性膝关节内、外翻，胫骨外旋畸形等，均可使髌骨不稳定，在滑动过程中髌骨关节面压应力集中于某点，成为慢性损伤的基础。髌骨软骨的营养主要来自关节滑液，各种原因所致的滑液成分异常，均可使髌骨软骨营养不良，易受到轻微伤力而产生退行性变。

髌骨软化症发病机制是髌骨关节生物力学关系紊乱。髌骨向外半脱位或倾斜，造成髌骨关节面软骨撞击股骨髁间窝外侧的滑车。当发生某种损伤致膝关节疼痛时，膝关节不敢吃劲，患者常踮着脚走，膝伸直受影响，这时股四头肌内侧头就容易发生废用性萎缩。股四头肌内侧头萎缩后，髌骨内拉力下降，髌骨向外侧的倾斜和脱位加重，从而形成恶性循环。股四头肌萎缩，特别是股内侧肌萎缩，对髌骨半脱位、髌骨软化症而言，既是病因，也是结果。加强股四头肌内侧头的力量，把向外半脱位或者倾斜的髌骨拉回来，尽量减少髌骨软骨的不正常磨损，是髌骨软化症康复训练的基本原理。

二、症状与体征

膝关节前侧疼痛，休息后好转，随病程延长，疼痛时间多于缓解时间，下楼时加重，严重时常需侧身横着下楼，下楼或行走时常突然无力摔跤，俗称"打软腿"，病情进一步发展加重时，下蹲困难，夜间疼痛，而影响睡眠和正常生活。膝关节肿胀，膝关节屈伸活动时，髌骨下面常常会出现响声。晚期由于磨损严重，膝关节不能完全伸直，关节腔内可出现关节积水和游离体，造成关节内绞锁，日久会导致股四头肌萎缩，髌骨周缘有压痛。

三、评定

①手法肌力检查：采用徒手肌力评定法（MMT）对患肢和受累关节周围肌群的肌力进行评定。

②关节活动度的评定：测量膝关节屈曲、伸展的度数。

③疼痛的评定：运用视觉模拟评分法（VAS）对疼痛程度进行量化评定。

④围度测量：用软尺测量大腿的周径。

⑤一般检查：检查局部皮肤是否正常，有无破损、窦道畸形，是否肿胀、压痛，有无异常的活动。

四、康复治疗

髌骨软化症康复训练的重点是加强内侧肌力、放松外侧肌肉，同时加强臀中肌的肌力。

（一）运动疗法

① 静蹲练习：后背直立靠墙，两脚分开与肩同宽，脚尖朝正前方，膝关节前侧不超过脚尖，膝关节微微弯曲，大腿和小腿之间的夹角，初始阶段一般 30～45 度，不要超过 90 度，在无疼痛的角度保持至力竭，休息 1 分钟，共 3 次。蹲得太深，会明显增加髌骨关节的压力，却不会对增加大腿肌力产生效果。

② 直腿抬高练习：患者仰卧位，膝关节伸直，踝关节背屈，施加阻力，嘱患者在 0～45 度范围内抗阻直腿抬高。

③ 抗阻伸膝练习：患者端坐位，在踝关节上方施加阻力，嘱患者在无痛范围内小范围抗阻伸膝。

④ 抗阻屈膝练习：患者俯卧位，踝关节后上方施加阻力，嘱患者在 0～20 度范围内抗阻屈膝。

⑤ 抗阻后抬腿练习：患者俯卧位，膝关节伸直位，踝关节上方施加阻力，嘱患者在 0～20 度范围内抗阻后抬腿。

⑥ 抗阻侧抬腿练习：患者侧卧位，患侧在上，健侧在下，膝关节伸直位，踝关节上方施加阻力，嘱患者在 0～30 度范围内抗阻侧抬腿。

⑦ 单脚下蹲训练：应使用正确姿势，避免出现股骨内收内旋，也可以外界给予一些干扰，增加难度。

⑧ 弹力带跨步走训练：保持弹力带位置固定，身体呈站立姿势，膝盖微微弯曲，两脚分开与肩同宽，脚尖朝正前方，膝盖不要超过脚尖，双膝不要内扣。

⑨ 大腿前群肌肉牵伸：患者俯卧位，医者一手固定骨盆，另一手托住患者膝关节上方用力往上牵拉，牵拉到极限暂停10秒，共 3 次。

⑩ 大腿后群肌肉牵伸：患者仰卧位，膝关节伸直，将健腿和骨盆固定于床上，医者将患腿直腿抬高，一手固定膝关节，另一手将足背屈，牵拉至极限处暂停 10 秒，共 3 次。

⑪ 夹球练习：仰卧位，双腿屈髋屈膝踩在床上，将一个直径约 35 厘米的皮球夹于大腿内侧，逐渐用力夹紧到自己能承受的最大限度，保持 15 秒后放松。

⑫ 推髌练习：膝关节上，用手指的指腹推向髌骨的边缘，分别向上与向下、向内侧与向外侧缓慢推髌骨，达到极限位置保持 3～5 秒。每个方向 5～10 次。

（二）推拿疗法

患者仰卧，患肢伸直，股四头肌放松，医者用手掌轻轻按压髌骨做研磨动作，以不痛、微痛为度；医者以拇指或食、中指点揉髌骨周围及内外膝眼；以拇、食两指，扣住髌骨内外缘，做上下推捋动作；点揉膝关节周围的穴位，如血海、梁丘、犊鼻、阴陵泉、阳陵泉、委中、委阳等。

（三）封闭疗法

合并脂肪垫损伤，可用醋酸泼尼松龙 12.5 毫克，加 2% 的普鲁卡因 2 毫升做痛点封闭治疗，每周 1 次，3 次为 1 疗程。

（四）贴扎疗法

促进肌肉：患者坐位或仰卧位，膝伸直位或微屈曲位，"Y" 形贴布，自然拉力，锚固定于股骨干上中段，于髌骨上缘分出两尾，包绕髌骨两侧汇合于胫骨粗隆上方；纠正力线、支持髌骨（针对髌骨外移）：患者舒适坐位，自然屈膝，"Y" 形贴布，中度拉力，锚固定于膝内侧缘，尾以中度拉力沿髌骨上下延展。

（五）冲击波疗法

患者仰卧位，伸直膝关节并充分暴露患肢，强度为 2 巴，频率为 15 赫兹，用探头沿髌骨边缘做圆周运动，脉冲时将髌骨推向对侧，尽量使冲击波可达到髌软骨面，每个点脉冲 300 下。还可以对股四头肌、髂胫束、胫骨前肌、腘绳肌和小腿三头肌进行脉冲治疗，每块肌肉脉冲 1000 下。

（六）超声波疗法

患者暴露皮肤，涂超声耦合剂，强度为每平方厘米 1.0 瓦，缓慢移动声头，治疗 10 分钟。每天 1 次，共 4 周。也可用低强度聚焦超声波仪进行治疗。

（七）手术疗法

症状较重，保守治疗无效者，可行手术治疗。

第六节　膝关节内侧副韧带损伤

内侧副韧带（MCL）属于膝关节的辅助结构，位于膝关节囊外，属于囊外韧带。膝关节内侧副韧带由深、浅两层组成，浅层由内侧副韧带浅层与后斜韧带组成，深层即内侧关节囊韧带的中 1/3。内侧副韧带浅层在屈膝 0 度、30 度、60 度、90 度、120 度时均保持紧张，深层内侧副韧带伸膝时紧张，屈曲 30 度、60 度、90 度、120 度时松弛。深层副韧带与后内侧的关节囊共同维持内侧稳定。在深、浅层之间的脂肪组织内有时可以见到包裹着细小的滑液囊。

一、损伤原因与机制

膝关节内侧副韧带损伤的损伤机制是膝关节固定不动时遭受外翻暴力，或者运动中突然转向或扭转膝关节。常见于需要下肢急停、变速转向、跳跃、接触性对抗的体育项目，如滑雪、足球、篮球、橄榄球等。

二、症状与体征

膝关节内侧疼痛：该病的最主要症状；膝关节内侧肿胀；皮肤瘀斑（膝关节受力处可能有皮肤瘀斑）；膝关节活动时有不稳感（即打软腿）；膝关节活动受限，主要是弯曲或伸直困难；走路步态异常，如跳跃步等；在受伤当时可能听到膝关节内侧啪一声响。

本病的Ⅰ度损伤除膝内侧痛外少见并发症，Ⅱ度和Ⅲ度损伤常导致膝关节不稳、疼痛，使患者无法参与体育运动。并发症有慢性膝关节不稳；慢性膝关节痛；修复后的韧带再断裂，常见于Ⅲ度损伤。

前抽屉试验（图 7-2）：患者仰卧，屈膝 90 度，医者坐在患者足背上以固定，分别在小腿外旋位、中立位、内旋位等三种位置下，向前牵拉胫骨上端。观察胫骨结节向前移位的程度，移位大于 5 毫米的为异常。

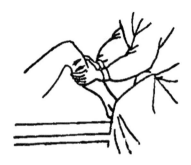

图 7-2　前抽屉试验

（引自曲绵域，于长隆．实用运动医学 [M]．北京：北京大学医学出版社，2003）

拉克曼试验（图 7-3）：患者仰卧或俯卧位，屈膝约 30 度角。医者用一只手固定大腿，另一只手向前移动胫骨。前移程度与健侧比较，分为 3 度松弛，1 度指胫骨前移 1～5 毫米，2 度指胫骨前移 6～10 毫米，3 度指胫骨前移 10 毫米以上，阳性结果提示有前交叉韧带。注意在检查时不但要检查胫骨的前移程度，更重要的是检查韧带的终止点。

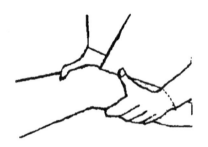

图 7-3　拉克曼试验

（引自曲绵域，于长隆．实用运动医学 [M]．北京：北京大学医学出版社，2003）

轴移试验：患者采取仰卧位，尽可能放松肌肉。医者一只手抓握患肢的踝关节并抬起，使膝关节伸直，同时施加内旋应力；另一只手置于膝关节外侧，施加外翻应力。对于前交叉韧带断裂的膝关节，此时胫骨会出现前向的半脱位。医者缓慢屈曲患者膝关节，在屈膝 30～40 度时，胫骨会出现突然复位，即为轴移试验阳性。医者能够清晰地感觉到这种复位。

Slocum 试验：患者健侧卧位，患肢在上，伸直膝关节，并用其足内缘支持床面，上身逐渐向患侧旋转平卧，此姿势造成膝外翻，小腿内旋位，医者双手分别握持股骨下段及胫骨上段，双拇指分别置于股骨外髁及腓骨小头后方，示指位于关节间隙处，轻柔向前挤压膝关节使之逐渐屈曲，在 20～40 度屈曲位时可触及或听到膝关节从胫骨前外侧脱位被迫复位的错动感，为阳性。

影像学检查：X 线检查和 MRI 检查更进一步确认是否为 MCL 受损。

三、评定

① 手法肌力检查：采用徒手肌力评定法（MMT）对患肢和受累关节周围肌群的肌力进行评定。

② 关节活动度的评定：测量膝关节屈曲、伸展的度数。

③ 疼痛的评定：运用视觉模拟评分法（VAS）对疼痛程度进行量化评定。

④ 围度测量：用软尺测量膝关节处的周径。

⑤ 一般检查：检查局部皮肤是否正常，有无破损、窦道畸形、是否肿胀，压痛，有无异常的活动。

⑥ 步态的评定：一般用观察法。

⑦ 分级。

1 级：部分 MCL 纤维撕裂，对膝关节内侧有局部压痛，无不稳定性；2 级：更多的纤维被破坏，通常损伤浅部的 MCL 纤维而保留深部的 MCL 纤维，触诊时有广泛的压痛，没有不稳定性；3 级：MCL 完全撕裂，包括深层、浅层两部分，伴有膝关节不稳定性。

四、康复治疗

（一）保守治疗

膝内侧副韧带损伤后，立即用弹力绷带加压包扎，用冰袋冷敷并抬高伤肢。若是内侧韧带的不完全断裂，保守治疗，10～20 天即可在保护下恢复运动。

1.制动

早期，患膝屈曲 20 度位超踝长钢托固定制动，保持受伤组织不受牵张，利于组织修复。患膝固定制动时间一般不超过 4 周，去除固定后尽早开始关节活动度练习。

2.运动疗法

早期，股四头肌静力收缩和踝泵练习，每组 30 次，每天 2～3 组。中期，直腿抬高练习，患者仰卧位，健膝屈曲 90 度踩在床上，患膝伸直，踝关节背伸，股四头绷紧，下肢外旋 30 度，抬高患肢至足跟离开床面 30 厘米，维持 10 秒，缓慢放下，为 1 次。每组 10 次，每天 6～8 组。还要进行床旁弯腿练习、部分负重平地行走练习等。后期，做抗阻力量练习，同时继续加强床旁弯腿练习及伤肢负重行走练习。

3.中药治疗

早期，局部用二黄新伤止痛软膏加大黄粉外敷，每天 1 次，每次 8～12 小时；中期，局部用旧伤活络软膏加黄芪、白芨粉外敷；后期，局部继续用旧伤活络软膏加黄芪、白芨粉外敷，关节僵硬者用芪藻软坚膏外敷，局部冷痛者酌加二乌粉、肉桂粉，局部灼热者酌加丹皮、赤芍粉，每天 1 次，每次 8～12 小时。

4.推拿治疗

用拇指、鱼际或掌在伤处做按揉、点穴、推法、擦法。

（二）手术治疗

若是内侧韧带的完全断裂，应尽快手术缝合。术后要积极进行康复治疗。

1.第一阶段（术后 0～4 周）

① 术后当天：开始活动足趾，尝试进行股四头肌的等长收缩。
② 术后第 1 天：开始踝泵练习，股四头肌和腘绳肌的等长收缩。
③ 术后第 2 天：扶拐下地，进行直抬腿、侧抬腿和后抬腿练习。

2.第二阶段（术后 5～8 周）

① 术后第 5 周：开始进行膝关节的屈伸练习，屈膝角度到 60 度，伸膝要求自然，每次 30 分钟，每天 1～2 次。还要进行负重和平衡练习。

② 术后第 6 周：继续进行膝关节的被动屈伸练习，屈膝角度到 70 度，每次 30 分钟，每天 1～2 次。开始进行膝关节的主动屈伸练习，俯卧位，患者屈曲膝关节，使足跟触臀部（"勾腿"练习），保持 30 秒，放松，反复进行保持 10 分钟，每天 3～4 次。脱拐行走，进行立位"钩腿练习"、前后跨步练习、侧向跨步练习和静蹲练习。

③ 术后第 7 周：被动膝关节屈曲到 140 度，开始进行单腿蹲起练习。

④ 术后第 8 周：继续进行膝关节的被动屈曲练习，要达到正常。尝试保护下全蹲。

3. 第三阶段（术后 9~12 周）

① 患者俯卧位，进行"钩腿"练习，保持 10 分钟，每天 3~4 次。

② 患者站于台阶上，向前下台阶，要求动作缓慢、有控制，上身不晃动，每组 10~15 次，每天 3~4 组。

③ 有氧运动：游泳、跳绳、慢跑等。

④ 运动员开始基本动作训练。

4. 第四阶段（术后 12 周之后）

继续加强膝关节周围肌肉的力量练习，逐步恢复运动或专项训练。

第七节　膝关节前交叉韧带损伤

膝关节前交叉韧带（ACL）起自胫骨髁间隆起的前方内侧，与内外侧半月板前角相连，斜向外上附着于股骨外侧髁的内侧，伸膝时紧张，具有限制胫骨前移的作用。

一、损伤原因与机制

膝关节前交叉韧带的损伤是膝关节常见的运动损伤，多见于体育活动（足球、篮球、排球、滑冰、滑雪、羽毛球等）和交通事故，运动过程中的起跳落地时膝关节扭伤或突然的折返动作容易损伤前交叉韧带，多见于青壮年运动人群。当暴力撞击胫骨上端后方时，胫骨向前移位，则造成前交叉韧带撕裂。另外，随着汽车的增多，由交通事故所导致的前交叉韧带损伤也越来越多。

二、症状与体征

受伤时会感到关节出现错动感，有时还可听到关节内部撕裂声，患者通常摔倒在地并且不能立即站起。恢复活动通常不大可能，并且常常行走困难。由于韧带损伤后，其表面滑膜血管破裂，血液流入膝关节腔内，一般受伤后 2 小时之内膝关节即明显肿胀，由于膝关节滑膜受到关节内血肿的刺激，产生明显膝关节疼痛和大腿肌肉的保护性痉挛，影响关节活动和行走。前交叉韧带损伤还可能伴有或继发半月板损伤，出现关节绞锁的症状。当前交叉韧带完全断裂后，有些患者不能完成急停、变向、旋转等类型的体育运动，甚至在日常生活中的一些动作如转身都会出现膝关节不稳的症状，如"打软腿"，关节错动感。经过一段时间，膝关节周围的肌肉便逐渐出现萎缩。

在伤后膝关节发生明显肿胀之前，进行前抽屉试验、Lachman 试验，检查阳性可明确前交叉韧带损伤的诊断。当膝关节肿胀明显，患者出现明显疼痛和保护性肌肉痉挛，才进行查体，一般难以查出韧带损伤的阳性体征，此时可行 MRI 检查或关节镜检查明确诊断。

三、评定

（一）韧带损伤程度分类法

1 级：胫骨向后移位 0～5 毫米；2 级：胫骨后移 5～10 毫米；3 级：胫骨移位 10～15 毫米。

（二）膝关节应力试验不稳定程度分类

不稳定（+）：关节面分离小于 5 毫米；不稳定（++）：关节面分离 5～10 毫米；不稳定（+++）：关节面分离大于或等于 10 毫米。

（三）Lysholm 膝关节评分

Lysholm 膝关节评分量表主要用于膝关节韧带损伤后的临床治疗效果评测。主要内容有 8 个方面（共 100 分）：①跛行（0～5 分）；②负重（0～5 分）；③是否有绞锁（0～15 分）；④关节不稳（0～25 分）；⑤疼痛（0～25 分）；⑥肿胀（0～25 分）；⑦上下阶梯（0～10 分）；⑧下蹲（0～5 分）。

（四）关节测量活动度的测量

测量膝关节屈伸的角度。

（五）下肢周径测定

包括大腿和小腿周径测量。

（六）疼痛的评定

运用视觉模拟评分法（VAS）对疼痛程度进行量化评定。

（七）肌力的评定

采用徒手肌力评定法（MMT）对患肢和受累关节周围肌群的肌力进行评定。

四、康复治疗

（一）术前康复

在膝关节前交叉韧带损伤后，尽早开始功能锻炼有助于保持膝关节周围的肌肉力量，维持关节活动度。这些对于后续的膝关节前交叉韧带手术来说尤为重要，目前一般认为膝关节前交叉韧带损伤后越早进行术前锻炼越好。术前康复的目标：保持关节活动度；降低关节肿胀；保持肌肉围度及力量；保持心血管系统机能。

1. 保持关节活动度

①平地自行车：每天 1～2 次，每次 15～20 分钟。注意需要调节座椅高度使得膝关节可以同时进行膝伸直及屈曲动作。

②压膝伸直：每天 1～2 次，每次 15～20 分钟。轻压膝关节使受伤的膝关节强制伸直。保持伸直位 30 秒后放松，重复 3～4 次。

2. 降低关节肿胀

按软组织损伤处理的 PRICE 原则，在损伤后第一个 48 小时内每 2 小时冰敷 20 分钟。

3. 保持肌肉围度及力量

①直腿抬高：每天 1～3 次，每次 3 组，每组重复 10 次。锻炼股四头肌，保持抬高患肢 10 秒后放下。

②深蹲：隔天 1 次，每次 3 组，每组 10 次。注意此动作只为保持肌力，而并非增强力量。

③ 静态深蹲：隔天 1 次，一次 3 组，每次维持 1～2 分钟。

④ 伸腿训练：隔天 1 次，每次 3 组，每组 10 次。可使用伸腿器。

⑤ 屈腿训练：隔天 1 次，每次 3 组，每组 10 次。可使用屈腿器。

⑥ 压腿训练：隔天 1 次，每次 3 组，每组 10 次。可使用压腿机。

4.心血管机能训练

① 平地自行车：每周 3 次，每次 10～60 分钟。要求是膝关节能完成正常的屈伸动作，而阻力可按照个体情况设定。注意调整座椅高度以便同时锻炼膝关节的屈伸功能。

② 椭圆机：每周 3 次，每次 10～60 分钟。该动作可在获得较好的膝关节活动度后进行。

③ 游泳：每周 3 次，每次 10～60 分钟。注意此时腿部只能做上下打水动作。

（二）术后康复

1.第一阶段（术后 1 周内）

① 手术当天：活动足趾、踝关节，尝试做股四头肌的等长收缩。

② 术后第 1 天：扶双拐患肢不负重下地行走；踝泵练习；股四头肌和腘绳肌的等长收缩。

③ 术后第 2 天：继续上述练习；抗重力踝泵练习；侧抬腿练习和后抬腿练习。

④ 术后第 3 天：关节活动度练习；负重和平衡练习，保护下双足左右分开，左右交替移动重心。

⑤ 术后第 4 天：加强负重和平衡练习，逐渐用患肢单足站立，开始使用单拐；关节活动度练习到 60 度。

⑥ 术后第 5 天：继续上述练习；关节活动度练习到 80 度；主动关节活动度练习。

2.第二阶段（术后第 2 周）

膝关节主动屈曲到 90 度；进行俯卧位"勾腿"练习。

3. 第三阶段（术后 3～5 周）

① 术后第 3 周：被动屈曲到 100 度；进行膝关节周围肌群力量练习；尝试单拐行走；伸膝活动度达到正常；进行主动的膝关节屈伸。

② 术后第 4 周：被动屈曲到 110 度；强化关节主动屈伸练习；强化膝关节周围肌群力量练习；尝试脱拐行走。

③ 术后第 5 周：被动屈曲到 120 度；开始前后、侧向跨步练习；静蹲练习。

4. 第四阶段（术后 6～12 周）

① 术后第 6 周：被动屈曲到 130 度；开始患侧屈 45 度位屈伸膝练习；无负荷自行车练习。

② 术后 7～10 周：被动屈曲到正常；"坐位抱膝"到正常；进行股四头肌、腘绳肌的抗阻练习。

③ 术后 11～12 周：主动屈膝到正常；进行俯卧位"勾腿"练习；开始跪坐练习；蹬踏练习。

5. 第五阶段（术后 12～24 周）

开始膝绕环练习；跳箱跳上跳下练习；侧向跨跳练习；游泳、跳绳、慢跑；运动员专项动作练习。

6. 第六阶段（术后 24 周之后）

强化肌力，全面恢复体育运动，逐步恢复专项训练。

第八节　膝关节后交叉韧带损伤

膝关节后交叉韧带（PCL）起自胫骨髁间后窝的后部，斜向后上方走行，止于股骨内髁外侧面前内侧部，起着稳定膝关节、防止胫骨过度后移的作用。

一、损伤原因与机制

膝位胫骨上端向后的暴力及膝过伸暴力均可致膝关节后交叉韧带的损伤。

二、症状与体征

患膝受损伤时，常可闻撕裂音或有撕裂感倒地，膝部剧烈疼痛，迅速肿胀，初限于关节内，当后关节囊破裂时，肿胀蔓延至腘窝部，并累及小腿后侧，逐渐出现皮下淤血斑，表示关节内出血溢漏于膝后及腓肠肌、比目鱼肌间隙。若合并膝内侧侧副韧带或外侧侧副韧带损伤，可出现内、外翻异常运动和内、外旋转不稳现象，韧带局部可出现疼痛和肿胀。

后抽屉试验（PDT）：患者仰卧位，髋关节屈曲45度，屈膝90度，医者双手放在膝关节后方，拇指放在伸侧，重复向后推拉小腿近端，注意胫骨相对于股骨上移动程度与对侧膝关节比较。胫骨在股骨上向后移动为阳性，提示后交叉韧带部分或完全断裂，称为后直向不稳定。

后沉试验：不能区分异常活动是向前或者向后时，可以对比双侧胫骨结节前突的高度来评估，如屈髋、屈膝各90度，医者用手托起患者双足，如果发现胫骨上端后沉，胫骨结节低于对侧，为后沉试验阳性，即有膝关节后交叉韧带损伤。

胫骨外旋试验：患者仰卧或俯卧位，在屈膝30度时与对侧比例外旋角增加大于10度，且有疼痛，屈膝90度时无此表现，提示单纯后外侧角损伤；在屈膝30度和90度时外旋角均大于10度，提示后交叉韧带和后外侧角均受伤。

普通X线平片：在股神经与坐骨神经阻滞下，屈膝90度做前后抽屉试验，照膝侧位X线片，进行测量。从股骨髁的中心点向胫骨平台水平线做垂线将水平线分为前后两段，任何一段比健侧同段长5毫米以上，即为阳性。前段长者为膝关节前交叉韧带撕裂，后段长者为膝关节后交叉韧带损伤。

三、评定

（一）韧带损伤程度分类法

1级：胫骨向后移位0～5毫米；2级：胫骨后移5～10毫米；3级：胫骨移位10～15毫米。

（二）膝关节应力试验不稳定程度分类

不稳定（＋）：关节面分离小于5毫米；不稳定（＋＋）：关节面分离5～10毫

米；不稳定（+++）：关节面分离大于或等于 10 毫米。

（三）Lysholm 膝关节评分

Lysholm 膝关节评分量表主要用于膝关节韧带损伤后的临床治疗效果评定。主要内容有 8 个方面（共 100 分）：①跛行（0～5 分）；②负重（0～5 分）；③是否有绞锁（0～15 分）；④关节不稳（0～25 分）；⑤疼痛（0～25 分）；⑥肿胀（0～25 分）；⑦上下阶梯（0～10 分）；⑧下蹲（0～5 分）。

（四）关节活动度的测量

测量膝关节屈伸的角度。

（五）下肢周径测定

包括大腿和小腿的周径。

（六）疼痛的评定

运用视觉模拟评分法（VAS）对疼痛程度进行量化评定。

（七）肌力的评定

采用徒手肌力评定法（MMT）对患肢和受累关节周围肌群的肌力进行评定。

四、康复治疗

（一）保守治疗

急性膝关节后交叉韧带撕裂：在 3 周以内的损伤，胫骨后向移位小于 10 毫米，可以保守治疗。慢性膝关节后交叉韧带撕裂：胫骨后向移位大于 10 毫米，可以先选择运动功能康复治疗，进行股四头肌、腘绳肌肌力训练，如果临床症状为慢性疼痛、关节不稳定症状好转，再逐渐增加运动量。如果运动疗法治疗 3～6 个月后症状无改善，则应考虑选择手术重建后交叉韧带。

1. 股四头肌肌力训练

① 仰卧或者坐位，伤病或者手术的下肢伸直平放在床上，大腿肌肉绷紧再

放松。用尽可能大的力度绷紧肌肉 5 秒，再放松为 1 次。每个小时做 50～100 次，争取能达到每天 100 次。

② 用 2/3 以上最大力量的强度来收缩股四头肌，采用 Tens 法则，即 10 秒钟收缩（其中 2 秒逐渐增加力度，6 秒钟保持用力收缩，2 秒钟逐渐放松），之后用 10 秒钟休息；每重复 10 次为 1 组；10 组连续练习。

③ 把股四头肌收缩绷紧之后，一直保持这种紧张状态，直到非常疲劳为止，放松休息算 1 次，休息 5 秒之后再做，如此循环 10 次为 1 组，每天练习 35 组，或者每个小时练习 1 组。

2. 腘绳肌肌力训练

扫描二维码
观看视频

① 面墙站立，缓慢屈曲膝关节，保持双膝并排。每组 10 次，每次 3 组，然后短暂休息。

② 俯卧位屈膝训练：训练时，俯卧平躺，双腿伸直。然后屈曲膝关节，使脚后跟尽量靠近臀部。持续 5 秒，再放松回到起始位。每次 3 组，每组 10 次。当能够轻松完成没有任何困难时，可以在踝部绑上沙袋增加负荷练习。

③ 直腿抬高训练。

a. 俯卧位，双腿伸直，用臀部肌力向上抬起患腿，抬起高度以感觉无不适为止，一般至少 20 厘米左右。每次保持高抬状态 5 秒钟左右；然后放松到起始位，短暂休息。每次 3 组，每组 10 次。

b. 仰卧位，双腿伸直，平直抬高患腿，健侧腿可以屈膝助力。每次保持高抬状态 5 秒钟，然后放松到起始位。每次 3 组，每组 10 次。

c. 侧卧位，髋内收训练：患侧卧位，身体平直，健侧腿前跨身前，屈膝单脚平置地面，向上用力抬高患腿；髋外展训练：健侧卧位，身体平直，向上抬高患腿。抬起高度以感觉无不适为止，一般至少 20 厘米左右。每次保持高抬状态 5 秒钟左右，然后放松到起始位，短暂休息。每次 3 组，每组 10 次。这两组肌力训练每天进行，当能够轻松完全无任何不适时，可以增加训练至每组 20 次。

④ 桥抬训练：身体平躺，双膝弯曲，双脚平置于地面。向上抬起双髋及臀部，尽可能高地抬离地面，维持 3～5 秒，再恢复到起始位。隔天 1 次，每次 3 组，每组 20 次。当练习能够顺利完成时，可以患腿单独训练。

（二）手术治疗

韧带重建术后康复计划

1. 第一阶段（术后 0～1 周）

目标：保护移植韧带，控制水肿和炎症间反应，预防制动带来的不利影响，控制范围做关节活动度训练。

治疗：

①手术当天：患者仰卧位，患肢下垫枕头，要求枕头从膝关节正后方再向后延伸 10 厘米处开始由近至足跟逐渐升高呈斜坡状垫起。

②术后第 1 天：开始踝泵练习；开始股四头肌和腘绳肌的等长收缩。

③术后第 2 天：开始在支具固定下扶双拐进行不负重行走，同时进行抗重力踝泵练习。

④术后第 3 天：开始在支具固定下进行前向和侧向的直腿抬高练习。

2. 第二阶段（术后 2～4 周）

目标：恢复全关节活动范围 0～130 度避免移植物过度牵拉。

治疗：

①术后第 2 周：继续并加强以上练习；柔韧性训练：微痛范围内被动膝关节屈曲 0～60 度，每次 10 分钟，每天 1 次；髌骨活动：向上、下、左、右推动髌骨活动。

②术后第 3 周：微痛范围内被动膝关节屈曲 0～90 度，每次 10 分钟，每天 1 次。

③术后第 4 周：微痛范围内被动膝关节屈曲 0～100 度，每次 10 分钟，每天 1 次；俯卧位下进行后抬腿练习；负重和平衡练习：保护下站立，缓慢左右、前后交替移动重心，逐渐增加患肢的负重程度，5 分钟 / 次，2 次 / 组，每天 2～3 组。

3. 第三阶段（术后 5～12 周）

目标：恢复正常关节活动度，100% 负重；恢复正常步态，继续平衡训练。避免对移植物牵拉应力，增强肌力、耐力、本体感觉训练。

治疗：

① 继续进行膝关节被动屈曲的练习，12 周结束时达到正常。

② 静蹲练习：下蹲至无痛角度，调整脚与墙面的距离，要求膝垂直于足尖，下蹲角度小于 90 度，保持 2 分钟，休息 5 秒，如此进行，5～10 次为组，每天 2～3 组。

③ 行走训练：8 周结束时步态到正常。

④ 单膝蹲起练习：0～45 度范围内单足蹲起，动作要慢，要有控制，上身不要晃动，每组 20 次，每天 3～4 组。

⑤ 强化膝关节周围肌肉力量练习。

⑥ 固定自行车练习。

4. 第四阶段（术后 13～24 周）

目标：强化肌力和关节稳定性，恢复日常生活各项活动，逐渐恢复运动能力。

治疗：

① 俯卧位钩腿练习：主动伸膝角度达到正常。

② 向前下台阶练习：站立于台阶上，躯干正直，患腿单腿站立，健腿向前伸出，患腿慢慢下蹲至健足跟着地，再慢慢蹬直至完全伸直。

③ 保护下全蹲：每次 3～5 分钟，每天 1～2 次。

④ 逐渐恢复日常生活活动。

⑤ 游泳、跳绳和慢跑练习。

⑥ 运动员开始专项基本动作训练。

5. 第五阶段（术后 24～48 周）

在前期训练的前提下，强化肌力及跑跳中关节的稳定性，逐渐恢复专项训练。

第九节　大腿内收肌损伤

股内收肌群包括大收肌、短收肌、长收肌、耻骨肌和股薄肌，其主要功能是使髋关节内收及大腿外旋。两足站立时，股内收肌群的主要作用是稳定骨盆。

一、损伤原因与机制

在某些运动，如骑马、滑雪、攀登、蛙泳中，股内收肌群起着重要作用。当髋关节突然遭受外展暴力时，使股内收肌群于其起点处受损，重者可致肌肉、肌腱部分或完全断裂。长期遭受反复牵拉、损害，可导致股内收肌群的慢性损伤。大腿内收肌急性损伤，多因居高下跳或跌扑时下肢固定不动，身体突然向一侧扭转，或下肢过度外展用力蹬空，内收肌突然收缩或受到过度牵拉，超过了肌纤维的弹性限度所致。急性损伤后，大腿内收肌即产生保护性紧张或痉挛，刺激闭孔神经，引起大腿内侧疼痛及下肢活动受限，可导致骨盆耻骨部骨折。严重病例可导致骨化性肌炎的形成，影响下肢功能活动。个别病例可因长期用力内收大腿，引起内收肌劳损。内收肌因劳损而出现痉挛，刺激闭孔神经，导致股内侧疼痛，内收肌痉挛，形成恶性循环。

二、症状与体征

本病多有明显外伤史，伤后即感大腿内侧疼痛，尤其近腹股沟处疼痛更甚。严重病例，伤侧髋膝关节呈半屈曲姿势，足不敢用力着地，跛行，大腿不敢做内收及外展动作。疼痛和无力进行性加重，疼痛可从腹股沟放射至股四头肌。个别患者，可有下肢内侧窜痛及小腹部不适感。

检查时可发现股内侧肿胀、肌张力增高、广泛压痛。股内侧可有皮下瘀斑，或触及粗硬条状隆起。髋关节被动外展时股内侧痛加剧，抗阻力髋关节内收试验阳性。

三、评定

① 肌力评定：采用徒手肌力评定法（MMT）对大腿内收肌的肌力进行评定。

② 关节活动度的评定：测量髋关节屈曲、伸展的度数。

③ 疼痛的评定：运用视觉模拟评分法（VAS）对疼痛程度进行量化评定。

④ 围度测量：用软尺测量大腿的周径。

⑤ 一般检查：检查局部皮肤是否正常，有无破损、窦道畸形，是否肿胀、压痛，有无异常的活动。

四、康复治疗

（一）运动疗法

① 股内收肌群的力量练习：侧卧位，患者健侧下肢在下，自然弯曲，保持骨盆、脊柱、肩胛和颈部中立位，收腹，患侧下肢自然伸直，向后伸展一定角度，然后向上举腿至最大幅度，保持 10 秒，再缓慢回到原位。

② 腘绳肌的力量练习：俯卧位，骨盆、脊柱在中立位，颈部和脊柱在一条直线上，前额向下，保持髋部水平贴于床上，收腹，进行髋关节伸展。

③ 股四头肌的力量练习：患者坐在长凳上，脊柱、骨盆、颈部和肩胛在中立位，保持良好的力线，缓慢伸展患侧的膝关节。

④ 股内收肌群的牵伸练习：患者仰卧位，屈髋屈膝，医者跪坐于床上，双膝固定患者的足踝，双手分别扶患者的双膝，向髋关节外展方向用力，保持 20～30 秒。

⑤ 腘绳肌的牵伸练习：患者仰卧位，医者立于患侧，将患侧下肢托于肩上，利用身体前倾的力量，增加伸膝位下的屈髋角度。

⑥ 股四头肌的牵伸练习：患者俯卧位，医者一手固定骨盆，另一手扶住患者足踝前方，使其屈膝，尽力使足跟触及臀部。

（二）手法治疗

1. 慢性损伤

① 揉压拨拿股后法：患者俯卧位，医者立于健侧，用一手掌根或肘部反复揉、压臀部及大腿后内侧数分钟，用拇指拨、多指拿大腿后内侧筋肉 5～7 次，用拇指点、拨承扶内侧敏感点，拇指压殷门、委中、承山等穴。

② 推揉拨拿股内法：患者仰卧位，患肢屈曲外展、外旋，医者立于患侧，一手扶膝外侧固定，另一手掌自大腿内侧血海穴处推至近腹股沟处数遍；用一手掌根或拇指由内收肌耻骨附丽区向下揉、拨到股内侧中下部 5～7 次；多指由上而下提拿内收肌；向内后方提捏并前后弹拨该肌数次；用拇指或鱼际部带动皮肤由上而下推理损伤之筋肉 5～7 次。

③ 回旋屈拉下肢法：患者仰卧位，一助手固定其健肢。医者立于患侧，一手

握拿伤肢踝部，另手扶其膝部，两手协同将下肢屈曲，充分外展、外旋并迅速拨直；再施下肢屈拉手法数次。拇指揉拨阳陵泉、大鱼际，按压冲门穴结束。

2.急性扭错伤

患者取仰卧位，伤肢屈曲，踝部放于健肢膝上部，髋关节外展、外旋。医者立于患侧，双手捏紧损伤的股内侧肌群，以指腹尖端用力，从该肌起始部到大腿内下方弹拨（或推扳）数遍；双拇指推理、按压损伤的筋肉数次。此手法可达到舒筋、解痉、止痛的目的。若手法后症状不减轻者，再按慢性损伤的治疗方法进行治疗。

（三）理疗

急性损伤中后期采用热疗、超声波、电刺激等疗法，慢性期采用冲击波治疗。

（四）贴扎疗法

消除疼痛：仰卧位，患侧大腿处于30度左右，以不引起患者的疼痛及不适为度，"X"形贴布，锚固定于肌肉疼痛点中心，尾向两端延展；放松肌肉：仰卧位，患侧大腿处于30度左右，以不引起患者的疼痛及不适为度，"I"形贴布，锚固定于股骨内上髁上方，尾沿大腿内侧缘向上延展，止于大腿内侧根部。

第十节　半月板损伤

半月板是膝关节内的两块纤维软骨，因为其呈半月形状故称为半月板。半月板损伤是一种很常见的膝关节疾病，症状严重的患者常常会出现打软腿或膝关节交锁等症状，严重影响患者的正常生活。

一、损伤原因与机制

外伤原因：当膝关节受到暴力就会造成急性损伤，这是很常见的半月板损伤的原因。膝关节在屈曲的时候做强力的外翻或者是内翻、内旋或者是外旋动作时，由于突发的力量过大，旋转碾挫力超过了半月板的正常活动范围，这样就会造成半月板损伤。

退行性病变：膝关节退行性病变造成的半月板损伤一般是没有急性的损伤史的，而主要是由于长期从事蹲位或者是半蹲位的工作，使膝关节总是重复的做屈曲、旋转或者是伸直等动作，半月板受到了多次的挤压和磨损导致的损伤。

二、症状与体征

（一）关节疼痛

会出现关节的一侧疼痛，位置较为固定。或是膝盖屈曲到某一个角度时也会出现障碍和弹响，但是弹响后疼痛就会消失，也可出现伸直运动。

（二）打软腿

肌肉无力，感觉控制不住关节。常常会突然出现跪倒的现象，尤其是上下楼梯时较为明显。

（三）关节交锁

在活动过程中突然出现伸直障碍，但活动后就会解锁。反复出现就要确诊是否是半月板损伤。

（四）受伤时疼痛程度不一

多数患者遭受较小的撕裂后尚能行走，伤后 24 小时内可发生膝关节肿胀，扭或旋转将使疼痛加剧。严重的半月板撕裂常伴更剧烈的疼痛和早期膝关节活动受限。

（五）半月板撕裂的症状和体征

往往模糊、不具特异性，无法很好定位或确定疼痛。常根据伤史和体检做出诊断，MRI 或关节镜可确诊。关节镜是确定性的检查。对患有关节炎的患者，通常无须 MRI 和关节镜的检查。

（六）部分撕裂、水平撕裂和前部撕裂

由于其损伤的大小和位置，并不会产生异常体征，也不会影响关节的运

动机能。

（七）Apley's Test

患者俯卧位，膝关节屈曲90度。医者用膝盖将患者大腿固定在检查台上。医者内外旋转患者胫骨并拉胫骨向上，做膝关节的分离，注意观察是否有任何受限或活动过度，然后再做膝关节的挤压同时旋转患者胫骨。如果旋转加膝关节分离更加疼痛或出现了活动幅度超过健侧，则说明是韧带有问题。如果旋转加关节挤压时更加疼痛或与健侧相比活动不足，则说明可能是半月板损伤。

（八）Ege's Test

这个检查被描述为负重下的McMurray's Test。患者站立位，双足分开30～40厘米。检查内侧半月板时，患者最大程度外旋两侧胫骨并下蹲，使两侧膝关节和外旋程度增加，患者随后在保持双侧胫骨外旋的情况下慢慢站起。检查外侧半月板，双侧胫骨最大程度内旋并下蹲，然后站起来。在进行这两个检查时，如果出现患者关节线疼痛或弹响，可以考虑检查阳性。关节疼痛或弹响可能出现在下蹲的过程中，也可能出现在从蹲到站的过程中。

三、评定

① 手法肌力检查：采用徒手肌力评定法（MMT）对股四头肌的肌力进行评定。

② 关节活动度的评定：测量膝关节屈曲、伸展的度数。

③ 疼痛的评定：运用视觉模拟评分法（VAS）对疼痛程度进行量化评定。

④ 围度测量：髌骨上缘10厘米处测量大腿周径，髌骨下缘10厘米处测量小腿周径。

⑤ MRI下半月板损伤分级（表7-1）。

表7-1　MRI下半月板损伤分级表

分级	特点
0度	半月板形态正常，表面光滑，内部是均匀的低信号影
I度	半月板形态正常，表面光滑，内部具有高信号影，但小于整个半月板的一半

续表

分级	特点
Ⅱ度	形态和表面分布都正常，内部的高信号区超过一半，没有累及关节面
Ⅲ度	内部纵行或者横斜行，放射性高信号影达到关节面，半月板的表面不光滑
Ⅳ度	呈多块状表现，并向关节腔内移位，结构的完整性消失或部分消失

四、康复治疗

（一）保守治疗

适用于半月板损伤Ⅰ或Ⅱ级。

1. 药物治疗

口服非甾体类抗炎药。

2. 冰敷

急性期进行冰敷，每次 15～20 分钟，每天 3～4 次。

3. 短波或超短波

无热量、微热或温热量以消炎、止痛。关节肿胀和关节腔积液时应选用无热量，每次 5～10 分钟，每天 1～2 次，5～10 次为 1 疗程。亚急性期采用微热量，每次 10～15 分钟，每天 1 次，10～15 次为 1 疗程。慢性期采用微热量或温热量，每次 10～20 分钟，每天 1 次，15～20 次为 1 疗程。

4. 红外线

急性期后可选用红外线，改善深部组织循环。每次 20 分钟，每天 2 次。

5. 运动疗法

①分腿下蹲训练：患者身体直立，一条腿向前跨出一步，弯曲双膝，身体向下做弓步蹲动作。用前脚的脚跟发力，身体向上小幅跳跃，同时双腿位置调换，再次向下做弓步蹲的动作，注意下蹲时膝关节不超过脚尖，前脚脚尖指向前方。

左右脚完成交替视为 1 次，每组 8～12 次，每天 3～5 组。

② 徒手无负荷半蹲：患者双手前平举，缓慢下蹲（早期膝关节屈曲不超过90 度），脚尖指向正前方避免外八字且膝关节避免内扣，而后缓慢站起视为完成1 次。每组 8～12 次，每天 3～5 组。

③ 股四头肌肌力训练：患者坐位，患侧下肢踝部绑合适重量的沙袋后（早期可无负荷）或采用器械做膝关节屈伸运动，每组 8～12 次，每天 3～5 组。

④ 腘绳肌肌力训练：患者俯卧位，医者帮忙固定患侧下肢大腿，而后患者在踝部绑合适重量的沙袋或使用合适的器械负荷后由膝关节中立位起始做屈曲运动（注意早期不超过 90 度），每组 8～12 次，每天 3～5 组。

⑤ 单脚闭眼站立：患者患侧下肢单支撑（可在平衡杠内完成），健侧下肢屈髋屈膝，而后闭眼，每次 30～60 秒，每天 3～5 次。开始时可先睁眼做，可保持一定时间后闭上眼。

⑥ 卧位本体感觉训练：患者枕高枕头（可看到自己的下肢），双下肢交替做屈髋屈膝动作。次数不限，避免过量、出现疼痛（早期避免膝关节屈曲超过 90 度）。

⑦ 站位本体感觉训练：患者站立位，在患者前方画两个脚印，嘱患者做迈步动作，并要求患者落足于脚印内。双下肢交替训练，次数不限。

（二）手术治疗

关节镜下手术，适用于保守治疗效果不佳或半月板损伤Ⅲ级。半月板手术一般分为两种：修复术和切除术。修复术是将撕裂部分缝合；切除术即切除撕裂部分，保留完好部分。

1. 第一阶段（术后 0～1 周）

目标：控制术后疼痛、肿胀；进行关节活动度和肌力练习以防关节粘连和肌肉萎缩；提高髌骨活动度。

（1）手术当天

① 踝泵练习：患者主动、全范围地做踝关节背屈、跖屈运动，要求用力、缓慢，每组 5 分钟，每小时 1 组。

② 股四头肌静力性收缩：患者取长坐位或仰卧位，在患侧下肢膝关节腘窝处放一毛巾，嘱患肢收缩股四头肌，使膝关节伸直，下压毛巾，保持 30 秒。在不增加疼痛的前提下尽可能多做，每天大于 500 次。

③ 术后 24 小时后可扶拐下地行走。

（2）术后第 1～2 天

① 直腿抬高练习：患者取仰卧位，患侧下肢伸直、抬高到 30 度后，保持 5 秒，缓慢放下视为完成一次，每组 30 次，每天 3～5 组。

② 侧抬腿练习及后抬腿练习：保持 5 秒，缓慢放下视为完成一次，每组 30 次，每天 3～5 组。

③ 负重及平衡练习：保护下双足分开与肩同宽，在微痛范围内交替移动重心。每次 5 分钟，每天 2 次。

④ 髌骨松动术：患者取长坐位或仰卧位，膝关节伸直，检查者定位髌骨，双手手指指腹按住髌骨边缘，并上下左右松动髌骨，尤其是上下方向的松动有助于增加膝关节的屈曲角度，防止髌骨与关节面粘连。松动时间以患者能耐受为准，每日 1～2 次。

（3）术后第 3 天

① 继续以上练习。

② 开始屈曲练习：在微痛范围内，达到尽可能大的角度，每次 10 分钟，每天 1 次。

（4）术后第 4 天

① 开始单腿站立平衡练习：每次 5 分钟，每天 2～3 次。

② 开始俯卧位主动屈曲练习：以沙袋为负荷，每天 30 次，每天 2～4 组。

③ 主动屈膝达 90 度。

（5）术后 1 周

① 被动屈曲练习：被动屈曲角度至 100～110 度。

② 单足站立，不用拐短距离行走。

③ 开始立位主动屈曲大于 90 度：抗阻屈曲至无痛的最大角度保持 10～15 秒，每组 30 次，每天 4 组。

2. 第 2 阶段（术后 2～4 周）

目标：加强关节活动度有肌力练习，提高关节控制能力及稳定性；被动完全伸膝；开始恢复日常活动。

（1）术后 2 周

① 被动屈曲练习：被动屈曲角度至 110～120 度。

②开始前后、侧向跨步练习：动作缓慢、有控制、上身不晃动。每组20次，组间间隔30秒，每次练习2～4组，每天2～3次。

③开始靠墙静蹲练习：随力量增加逐渐增加下蹲的角度，每次2分钟，间隔5秒，每组5～10次，每天2～3组。

④小腿垫高被动伸膝：在小腿或脚踝处用毛巾或枕头垫高以被动地伸直膝盖；每天做10～15分钟即可。

（2）术后3周

①被动屈曲练习：被动屈曲角度至120～130度。

②开始单膝蹲起练习：在0～45度范围内蹲起，要求动作缓慢、有控制、上身不晃动。每组20次，组间隔30秒，每次2～4组，每天1～2次。

（3）术后4周

①被动屈曲练习：被动屈曲角度逐渐与健侧相同。

②坐位抗阻伸膝：采用沙袋做负荷，每组30次，组间休息30秒，每次4～6组，每天2～3次。

3.术后第3阶段（术后5～8周）

目标：关节活动度至正常，强化肌力，改善关节稳定性。恢复日常生活各项活动能力及轻微运动。

①下楼梯训练：患侧单脚站立微屈膝，健侧慢慢向前点地落地，患侧再下；每天做5分钟即可。

②保护下全蹲，双腿平均分配体重，尽可能使臀部接触足跟。每次3～5分钟，每天1～2次。

③开始游泳、跳绳及慢跑。

④运动员开始专项运动中基本动作的练习，运动时戴护膝。

⑤蚌式开合：卧位，屈髋屈膝，收紧核心，保持头部、躯干和骨盆处于同一直线上，在保持骨盆中立位下，将膝盖尽量打开。15个为1组，重复2～3组。

⑥功率自行车练习：在无阻力的条件下进行15～20分钟。

⑦步态练习：需要注意足部压力的转换，从足跟外侧着地，至全脚掌踩地时，压力皆在足底外侧；重心继续前移，压力转至横足弓，并在脚趾离开地面时由第二脚趾作为基准点送出向前的推力；6～8周，支具调至60度，单拐渐进性负重，8～10周，无痛步行时，开始脱拐。

⑧ 上下台阶训练：上台阶健侧先上，下台阶健侧先下；进阶训练为患侧先上，下台阶患侧先下。每天 5 分钟。

⑨ 倒走练习：如果选择在跑步机上进行倒走练习，可加入适当的坡度。建议走 10 分钟以上。

4. 第 4 阶段（术后 9～12 周）

运动员开始专项运动训练。

第八章
CHAPTER 08

小腿、踝、足损伤的康复

　　足有承重、减震和提供推动力的作用，踝关节是人体重要的承重关节，灵活性好，稳定性差，易于损伤。

第一节　胫腓骨骨折

　　胫腓骨位于人体的低位，在日常工作和生活中容易受伤，所以胫腓骨骨折是骨伤科最常见的长骨骨折。

一、损伤原因与机制

　　本病多由直接暴力引起，直接暴力多见为压砸、冲撞、打击致伤，骨折线为横断或粉碎型；有时两小腿在同一平面折断，软组织损伤常较严重，易造成开放性骨折。间接暴力多见为高处跌下，跑跳的扭伤或滑倒所致的骨折；骨折线常为斜形或螺旋形，胫骨与腓骨多不在同一平面骨折。胫骨中下 1/3 处容易发生骨折，发生骨折后，容易发生滋养动脉断裂，从而影响骨折愈合。由于胫骨上覆盖少，所以感染率高，若不及时采取处理措施将导致愈合延迟，甚至不愈合。腓骨头下方的腓骨颈有腓总神经绕过，腓骨骨折时容易损伤腓总神经。胫腓骨之间有骨间膜相连，其周缘又有深筋膜包绕，容易发生骨筋膜室综合征。

二、症状与体征

　　患者常伴有局部疼痛、肿胀、瘀斑、肢体功能障碍、畸形等异常情况，随着病情不断进展，还可能伴有周围软组织损伤、感染等症状，导致患者术后骨折愈合不佳。局部疼痛、肿胀，畸形较显著，表现成角和重叠移位。损伤局部有异常活动和骨擦音。应注意是否伴有腓总神经损伤，胫前、胫后动脉损伤，胫前区和腓肠肌区张力是否增加。往往骨折引起的并发症比骨折本身所产生的后果更严重。

X 线检查：应包括相应的膝、踝关节，以了解上下关节面的关系。疑有血管损伤时，可做下肢的血管造影明确诊断。疑有神经损伤时，应做肌电图检查。

三、评定

① 肢体长度的测量：下肢真性长度的测量方法是用皮尺测量髂前上棘通过髌骨中点至内踝（最高点）的距离。肢体周径的测量：进行肢体周径测量时，必须选择两侧肢体相对应的部位进行测量。为了解肌肉萎缩的情况，以测量肌腹部位为佳。测量时用皮尺环绕肢体已确定的部位一周，记取肢体周径的长度。患肢与健肢同时测量进行对比，并记录测量的日期，以作康复治疗前后疗效的对照。下肢测量常用的部位是测量大腿周径时取髌骨上方 10 厘米处，测量小腿周径时，取髌骨下方 10 厘米处。

② 肌力评定：常用徒手肌力评定，主要检查髋周肌群、股四头肌、腘绳肌、胫前肌、小腿三头肌肌力。也可采用等速肌力测试。

③ 关节活动度评定：测量髋、膝、踝关节各方向的主、被动关节活动度。

④ 步态分析：胫腓骨骨折后，极易影响下肢步行功能，应对患者施行步态分析检查。

⑤ 下肢功能评定：重点是评估步行、负重等功能。可用 Hoffer 步行能力分级、Holden 的功能步行分类。

⑥ 平衡功能评定：常用的量表主要有 Berg 平衡量表，Tinnetti 量表，以及"站起 – 走"计时测试。

⑦ 疼痛评定：运用视觉模拟评分法（VAS）对疼痛程度进行量化评定。

⑧ 日常生活活动能力的评定：临床常用 ADL 评定量表主要有 Barthel 指数和功能独立性评定（FIM）。

四、康复治疗

稳定性骨折，手法复位后石膏固定；手法复位失败，严重不稳定骨折或多段骨折需要切开复位。

（一）运动疗法

1.第一阶段（术后 2 周内）

① 抬高患肢：抬高 30～40 度。

② 被动关节活动度练习：术后尽早开始髋、膝、踝关节以及足部跖趾关节、趾间关节的被动关节活动度练习。关节活动范围从小到大，一般从 40 度活动范围开始，幅度逐渐增加。

③ 等长练习：尽早进行臀肌、股四头肌和腓肠肌的等长练习。每天 3 次，每次以不诱发患处疼痛等不适症状为度。

④ 呼吸训练：手术后 1 天即可指导患者行平卧位双上肢扩胸及深呼吸功能锻炼。

⑤ 抗阻练习：术后 1 周开始踝屈伸的等长收缩、趾屈伸的抗阻练习和髋部的抗阻练习，每次收缩保持 3～6 秒。

2.第二阶段（术后 3～6 周）

① 主动关节活动度练习：无阻力功率自行车，每次 10 分钟，每天 2 次。

② 负重练习：在拐杖的辅助下进行渐进性负重及步态练习，从负重 1/4 体重开始，每次 5 分钟，每天 2 次。

③ 抗阻练习：做股四头肌、腘绳肌、踝跖屈肌、踝背伸肌的渐进性抗阻练习，每组 10 次，每天 2～3 组。

④ 呼吸训练：继续进行平卧位双上肢扩胸及深呼吸。

3.第三阶段（术后 7～12 周）

① 负重训练：渐进性负重达到完全负重。

② 静蹲练习：在保护下进行静蹲训练，从能耐受的小角度开始，逐渐增大下蹲角度，每组 10 次，每次 10～15 秒，每天 2～3 组。

③ 辅助上下台阶训练：患者在辅助下双腿交替连续上 2 级台阶后，开始训练下台阶，然后增加台阶高度。

④ 平衡训练：平面上练习单腿站立；加入外界干扰或其他的动态平衡训练，每次 10～20 分钟，每天 1～2 次。

（二）物理因子治疗

① 紫外线疗法：弱红斑量，骨折局部或伤口照射，每天 1 次，3～5 次为 1 个疗程。

② 超短波疗法：患者仰卧位，采用对置法，无热或微热，10～15 分钟，每天 1 次，10 天为 1 疗程。

③ 干扰电疗法：每次选择 1～3 种差频，每种 10～15 分钟，总治疗时间为 20～30 分钟，电流强度以患者能耐受为度。

第二节　足踝部骨折

踝关节由胫腓骨下端与距骨组成，踝关节的运动主要为屈伸运动。踝部骨折是最常见的关节内骨折，约占全身骨折的 3.9%，青壮年最易发生。根据暴力方向、大小及受伤时足的位置的不同可引起各种不同类型的骨折：韧带联合下腓骨骨折、经韧带联合腓骨骨折、联合韧带上腓骨骨折、距骨骨折、跟骨骨折、跖骨骨折、趾骨骨折等。踝关节是身体的负重关节，发生骨折后需要妥善处理，否则可能导致关节炎、骨折愈合不良，对患者生活造成影响。

一、损伤原因与机制

当踝关节处于某一特定的姿势，比如内收或外旋，此时外界某个方向和大小的作用力作用在踝部，即可造成骨折的发生。直接暴力：某些较强的外界暴力直接作用于踝关节或周围部位而导致的踝关节损伤，如交通事故、工地外伤。间接暴力：日常生活中发力不当，间接暴力传导至踝关节导致骨折，如高处跌落，行走不慎等。积累性损伤：长期不正确姿势的行走或运动导致的踝关节损伤。病理骨折：老年人或骨质疏松患者造成的踝关节骨折。

二、症状与体征

患者主要表现为损伤踝部的剧烈疼痛、肿胀、畸形及活动受限，踝关节下方有压痛，可能会出现皮下淤血等症状。若未经过及时处理，患者可能无法正常行走。踝部肢体肿胀可在 1～2 周后消退。

X 线片：诊断时须拍踝关节前后位片、踝关节内旋 20 度的前后位片和踝关

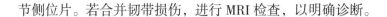

节侧位片。若合并韧带损伤，进行 MRI 检查，以明确诊断。

三、评定

① 肢体长度的测量：见本章第一节。

② 肌力评定：见本章第一节。

③ 关节活动度评定：测量踝关节各方向的主、被动关节活动度。

④ 步态分析：骨折后，极易影响下肢步行功能，应对患者施行步态分析检查。

⑤ 踝关节功能评定：如表 8-1 所示。

表 8-1　踝关节功能分级表

分级	标准
Ⅰ级	无功能丧失，无韧带松弛（即前抽屉试验和距骨倾斜试验阴性），很少或没有出血，无压痛点，踝关节的总活动度减少 <5 度或更少，以及踝关节肿胀 <0.5 厘米或更少。
Ⅱ级	部分功能丧失，前抽屉试验阳性（涉及前距腓韧带），距骨倾斜试验阴性（没有涉及跟腓韧带），出血，有压痛点，踝关节活动度减少 5～10 度，踝关节肿胀在 0.5～2.0 厘米。
Ⅲ级	功能几乎丧失，前抽屉试验阳性，距骨倾斜试验阳性，出血，有压痛点，踝关节活动度减少 >10 度，踝关节肿胀在 >2.0 厘米。

⑥ 平衡功能评定：常用的量表主要有 Berg 平衡量表，Tinnetti 量表，以及"站起—走"计时测试。

⑦ 疼痛评定：运用视觉模拟评分法（VAS）对疼痛程度进行量化评定。

⑧ 日常生活活动能力的评定：临床常用 ADL 评定量表，主要有 Barthel 指数和功能独立性评定（FIM）。

四、康复治疗

（一）非手术治疗康复方法

1. 损伤早期（0～48 小时）

POLICEMM 原则：

① Protect（保护）：保护患处，不受二次损伤。② Optimal loading（适当负

重，最佳负荷）：跳出损伤就及时休息的桎梏，可在物理治疗师或康复师指导下进行适当的行走、负重站立、加快恢复。③ Ice（冷敷）：0～24 小时内，每隔 1 小时冷敷 20 分钟；24～48 小时，降低冷敷频率，但依然需要坚持冷敷。④ Compression（加压包扎）：用弹性绷带、肌贴等将患处包裹，由肢体末端到近端，由紧到松，层层包裹。⑤ Elevation（抬高患肢）：将患肢抬高至心脏位置，以加速静脉血和淋巴液的回流，加速消除肿胀。⑥ Modality（理疗）：微波、超短波，无热量，每次 10 分钟，每天 1 次。⑦ Medictions（药物）：止痛药物。⑧ Motiom（运动）：髋、膝、趾跖、趾间关节的主动屈伸练习。

2. 中期（伤后 48 小时后）

① 手法松解踝关节周围肌肉、降低肌张力。运用筋膜手法松解踝关节周围软组织，降低肌张力，加速代谢循环，促进恢复，已达到消除肿胀、缓解疼痛的目的。

② 动态关节松动术：增加踝关节活动度、调整关节位置。运用动态关节松动术，调整踝关节位置、增加踝关节活动度，促进恢复。

③ 贴布减压：加快淋巴回流、消除肿胀，恢复本体感觉。运用运动机能贴布，根据需求，可将淋巴回流方法、局部加压方法、矫正方法同时使用。

④ 踝泵训练：降低肌张力、加快消除肿胀。跖屈（脚尖向下踩）的时候小腿三头肌收缩变短，胫骨前肌放松伸长；背伸（向上勾脚尖）的时候胫骨前肌收缩变短，小腿三头肌放松伸长。这两组相对应的肌肉在收缩的时候就像泵一样把血液和淋巴液挤压回流，放松的时候新鲜的血液又流进去，故称踝泵。

⑤ 物理因子治疗：使用具有热效应的理疗，促进血液循环。

3. 后期（伤后 6 周后）

① 踝关节周围肌力训练：进行踝关节周围肌群如外翻肌、内翻肌、背伸肌和跖屈肌等肌肉的等长练习和渐进抗阻练习。迷你带训练：屈、伸、内外翻练习等。每组 10～15 次，共 3 组。

② 柔韧性练习：腓肠肌、比目鱼肌、足部软组织的拉伸。

③ 踝关节本体感觉训练：包括足趾训练、单腿站立训练（睁眼、闭眼、平衡盘），用振动平板、本体感觉平板，逐一进阶、量力而行、个性化原则。

④ 踝关节稳定性训练：博速球训练、瑞士球训练等。

⑤踝膝髋腰动力链训练：动力链训练、动作模式训练、功能性训练等。

（二）术后康复方法

1.第一阶段（术后0~4周）

（1）目标

使用或不使用单拐，下肢部分负重；踝关节背屈角度可到达中立位（0度）；肿胀得到控制。

（2）方法

①PRICE：抬高伤肢、冷敷等。

②关节活动度练习：髋、膝、趾跖、趾间关节的主动屈伸练习。

③肌力练习：术后1天开始各平面、各方向的直腿抬高练习，每组20次，每天6~8组。

④负重练习：术后2~4周，使用双侧拐杖开始承受负重；在疼痛耐受范围内的进行主动的关节活动训练。

⑤踝主动及被动关节活动练习：开始被动踝关节屈伸练习。逐渐加力并增大活动度，每次10~15分钟，每天2次。活动度练习应循序渐进，在2~3月内使踝关节的活动度（即活动范围）达到与健侧相同。踝关节内外翻活动：足面朝内及朝外方向的活动踝关节内外翻活动练习必须在无或微痛范围内，并逐渐增加角度和活动力度。每次10~15分钟，每天必2次。主动地屈伸和内外翻踝关节，缓慢、用力、最大限度，但必须在无或微痛范围内。因早期组织愈合尚不够坚固，过度牵拉可能造成不良后果。每次10~15分钟，每天2次。

2.第二阶段（术后5~8周）

（1）目标

患侧下肢可以负重；踝关节和距下关节可以做大于50%的主动活动范围；控制水肿；最小化并发症；保持合适的骨骼和软组织良好的愈合环境。

（2）方法

①继续踝关节关节活动范围训练：循序渐进，注意加强踝背伸的训练，避免踝关节僵直在跖屈位。在进行被动踝背伸练习时，以感觉到跟腱及小腿肌群被牵伸到为宜，每次牵伸维持30秒，每天3次。还有踝关节的跖屈、内翻、外翻等

练习。

② 抗阻下的力量训练：建议用弹力带进行训练，循序渐进。包括外翻肌、内翻肌、背伸肌和跖屈肌等肌肉的等长练习和渐进抗阻练习。每组 20～30 个，每天 3～4 组，随着踝部力量增长增加抗阻的强度和次数，如果出现次日无法缓解的疼痛和肿胀，减少或者暂停训练，必要时复查 X 线。

③ 足趾夹布训练：主要目的为训练足趾关节的关节活动范围和足底肌群的力量。

④ 拄拐下步行转移训练：包括去厕所、轮椅和床的转移。最开始需要拄双拐进行活动，并逐渐控制自己的活动范围，不要在能力未达到之前随意增加行走的距离和范围。

⑤ 下肢肌力练习：伸膝、屈膝、靠墙伸展和屈曲膝关节，伴有水肿严重时使用电刺激治疗。

⑥ 踝关节松动术（促进关节角度恢复）。

⑦ 柔韧性练习：腓肠肌、比目鱼肌、足部软组织的拉伸。

⑧ 踝关节本体感觉训练：包括足趾训练、单腿站立训练（睁眼、闭眼、平衡盘），用振动平板、本体感觉平板。

3. 第三阶段（术后 9～11 周）

（1）目标

踝关节和距下关节全范围主动活动范围，提高灵活性；恢复水平地面、楼梯上的步行步态；完全恢复功能。

（2）方法

① 若通过复查，骨折端骨痂生长后，可拄拐下行走，转移，并逐渐扩大活动的范围和持续的时间，过渡到完全负重。

② 逐渐开始部分负重位下的踝关节训练，包括踝关节的本体感觉训练，根据情况循序渐进。可借助栏杆或椅子进行，循序渐进，根据骨折愈合的情况决定患肢负重的程度。

③ 根据自身情况选择睁眼、闭眼、软硬程度不同的地面，也可以在垫子或折叠好的浴巾上进行训练，逐渐增加难度和时间。

④ 更高难度的平衡和本体感觉训练；更高难度的步态训练；开始进行下肢敏捷和灵活性训练；当有疼痛、肿胀反复时，进行理疗和体育活动专项结合的特定

训练。

4.第四阶段（术后12～24周）

① 骨科专家门诊复查，了解骨折的愈合情况，是否可以完全弃拐。根据行走的稳定度，从双拐逐渐向单拐、手杖过渡，直至弃拐。逐渐提高行走的速度，一般不建议3月后开始体育活动，术后6月后开始为宜。

② 增加负重及单腿负重下的锻炼，单腿站立及跨步训练。继续加强肌力及踝关节本体感觉训练。

③ 适应不同的行走环境，如社区、马路、超市或山地。开始适应工作环境，逐渐恢复工作，逐渐了解环境中存在的障碍，避免二次伤害，根据自身情况逐渐增加工作时间及强度。

第三节　距骨骨折

距骨属短骨，位于胫骨、腓骨和跟骨之间，分头颈体三部分、三个关节面和胫骨外侧突、后突。距骨是全身骨骼中唯一没有肌肉起止点的骨骼，3/5表面为关节面覆盖，仅在距骨颈关节囊附着处有血管进入供应其血运。

一、损伤原因与机制

由于是传导足部应力至下肢的联系，当踝关节遭受暴力时，易造成距骨的骨折。若治疗失误，固定不可靠，极易引起距骨骨折不愈合、坏死，以及胫距关节、距下关节的创伤性关节炎。距骨按照骨折部位分为：距骨头骨折、距骨颈骨折（50%，占足踝骨折的1%）、距骨体骨折（25%）、距骨外突骨折和距骨后突骨折。

（一）距骨颈骨折

距骨颈骨折占距骨骨折的50%～80%，是临床最常见的距骨骨折类型，多发生于20～35岁的男性，且因处于主要滋养血管进入部分，易损伤血供，发生距骨缺血坏死的概率主要受移位和脱位程度的影响。分型如表8-2所示。

表 8-2　距骨颈骨折 Hawkin 分型

类型	特点	骨折坏死率
Ⅰ型	距骨颈骨折无移位	0%～13%
Ⅱ型	距骨颈骨折移位伴距下关节脱位或半脱位	20%～50%
Ⅲ型	距骨颈骨折移位伴胫距关节和距下关节脱位或半脱	80%～100%
Ⅳ型	距骨颈骨折移位伴距舟关节胫距关节和距下关节脱位或半脱位	100%

（二）距骨体骨折

距骨体骨折占距骨骨折的 13%～23%，该骨折缺血性坏死发生率为 25%～50%，创伤性关节炎发生率约为 50%，致伤原因以高处坠落为主，此时距骨体常受到胫骨与跟骨间的轴向压力，并根据足踝位置的不同及跟骨内、外翻而形成不同类型的骨折。分型如表 8-3 所示。

表 8-3　距骨体骨折 Sneppen 分型

类型	特点
Ⅰ型	距骨滑车关节面的经软骨骨折
Ⅱ型	距骨体冠状面、矢状面或水平面的骨折
Ⅲ型	距骨后突骨折
Ⅳ型	距骨体外侧突骨折
Ⅴ型	距骨体压缩、粉碎性骨折

（三）距骨外侧突骨折

距骨外侧突骨折在滑雪运动员中多见。

（四）距骨后突骨折

高处坠落伤和交通事故伤等高能量暴力或运动扭伤等低能量损伤都可导致距骨后突骨折，而暴力方向及受伤时足的位置与骨折类型密切相关。

二、症状与体征

距骨骨折是以局部肿胀、疼痛、皮下淤血、不能站立行走等为主要表现。

三、评定

① 肢体长度的测量：见本章第一节。

② 肌力评定：见本章第一节。

③ 关节活动度评定：测量踝关节各方向的主、被动关节活动度。

④ 步态分析：骨折后，极易影响下肢步行功能，应对患者施行步态分析检查。

⑤ 踝关节功能评定：见本章第一节

⑥ 平衡功能评定：常用的量表主要有 Berg 平衡量表，Tinnetti 量表，以及"站起—走"计时测试。

⑦ 疼痛评定：运用视觉模拟评分法（VAS）对疼痛程度进行量化评定。

⑧ 日常生活活动能力的评定：临床常用 ADL 评定量表主要有 Barthel 指数和功能独立性评定（FIM）。

四、康复治疗

（一）运动疗法

1.早期康复（0~1 周）

① 足踝泵锻炼：术后患肢抬高放置，术后 24 小时开始足趾被动活动。同时患者进行股四头肌、小腿肌群的静态收缩和放松练习，每天 2~3 次，20~30 分钟。踝关节、膝关节不能活动，防止影响骨折的稳定性。

② 关节活动度练习：术后 3 天对踝关节进行伸、屈练习，仰卧，腿伸直，踝关节屈伸，屈伸每分钟 5~7 次，一次练习 2~5 分钟，每天 3 次。并进行直腿抬高练习、膝关节屈伸练习，防止关节僵硬，促进血液循环。

2.中期康复（2~12 周）

①伤后第 2 周，继续第 1 周的髋膝关节训练，逐渐增加踝关节的练习，对踝

关节的活动量及范围逐渐加大，并增加踝内翻及外翻的锻炼，每组练习 60～100 组，每天锻炼 3 次。

② 行走练习：患者手术后 2 周，病情稳定，可以让患者拐杖行走锻炼，须有陪同，防止摔倒，先用双拐后用单拐，先床边双拐站立，而后再绕床周行走，患肢不可负重。

③ 伤后第 4～8 周，继续上述练习，进行踝关节和距下关节轻柔不负重的主动和被动运动，并逐步增加活动范围，防止或减轻关节内粘连。并进行不负重的站立和行走。

3. 恢复期康复（12 周后）

①站立训练：3 个月后复查，如有少量的骨痂生长可用双拐逐步负重站立练习。

②肌力训练：加强对踝背伸肌群、踝跖屈肌群、踝外翻肌群和踝内翻肌群的训练。每次收缩持续 10 秒，休息 10 秒，每组重复 10 次，每次训练 10 组。

③步行训练及本体感觉训练：3 个月后复查，如有少量的骨痂生长可用双拐逐步负重步行练习和本体感觉练习，注意循序渐进，防止突然负重，训练时间可逐渐增加，训练面积由大到小，由睁眼至闭眼。

（二）热疗

通常在主动或被动运动之前进行，目的在于镇痛、消肿、松弛拮抗肌、减少胶原的粘弹性。红外线频谱于术后 2 天患肢照射，每次 40 分钟，每天 2 次，有利于炎症消散，消除水肿，促进血液循环。

第四节　足踝部脱位

踝关节是由胫腓骨下端的内外踝和距骨组成，属屈戌关节，距骨由胫骨的内踝、后踝和腓骨的外踝所组成的踝穴所包绕，由韧带牢固地固定在踝穴内。因距骨体处于踝穴中，周围有坚强的韧带包绕，牢固稳定。当踝关节遭受强力损伤时，常常合并踝关节的骨折脱位，而单纯踝关节脱位较少见，多合并有骨折。

一、损伤原因与机制

踝关节脱位多为间接暴力所致，当踝关节跖屈位时，小腿突然受到强有力的向前冲击力，可致踝关节后脱位。踢足球时，前方球员正在踢球，后方球员铲球时与前方球员发生意外。当踝关节背屈位，自高处坠落，足跟着地，可致踝关节前脱位。抢篮板时落到地上，踩到别人的脚。患者由高处跌下或扭崴，足的内侧先着地，或走不平道路，或平地滑跌，使足过度外翻、外旋致伤，而为踝关节内脱位。由高处跌下，足的外侧先着地，或行走不平道路或平地滑倒，使足过度内翻，内旋致伤者则为踝关节外脱位。

二、症状与体征

受伤后踝部立即出现疼痛、肿胀、畸形和压痛。后脱位者胫腓骨下端在皮下突出明显，并可触及，胫骨前缘至足跟的距离增大，前足变短；前脱位者距骨体位于前踝皮下，踝关节背屈受限。常规 X 线片能够确诊。CT 扫描可发现细微骨折。

三、评定

①关节活动度的评定：测量踝关节无内、外翻、背屈、跖屈的度数。

②疼痛的评定：运用视觉模拟评分法（VAS）对疼痛程度进行量化评定。

③肌力的评定：采用徒手肌力评定法（MMT）对患肢和受累关节周围肌群的肌力进行评定。

④日常生活活动能力的评定：采用改良 Barthel 指数评定。

⑤平衡能力的评定：采用 Berg 平衡量表进行评定。

四、康复治疗

（一）早期（术后0～6周）

此期间的主要目的是减轻疼痛和肢体肿胀，促进伤口愈合，防止术后下肢深静脉血栓的发生。

①术后 72 小时内：按照 PRICE 原则，使用具有加压和冰敷双重效果的冷疗仪进行冰敷加压治疗，每天 30～60 分钟；术后早期以固定制动为主，鼓励患者

早期进行活动，使用可拆卸的踝关节功能支具尽量让患者做到有针对性的踝关节保护制动，但不影响康复训练的进行。

②术后1天：麻醉消退后，开始尽可能多的活动足趾；如疼痛不明显，可开始股四头肌等长练习，即大腿肌肉绷紧及放松。在不增加疼痛的前提下尽可能多做。

③术后2天~4周：主动股四头肌等长收缩：大腿或膝关节下垫软枕，主动收缩股四头肌。负荷下直抬腿练习：仰卧位，石膏固定或佩戴护具，膝关节伸直，主动向上抬腿距离床面15~20厘米，保持至力竭。负荷下后勾腿练习：俯卧位，佩戴石膏或护具，膝关节主动屈膝，足跟向臀部靠拢，无痛范围到最大范围。保护下足趾练习：踝关节保持不动，足趾轻柔缓慢在石膏或护具内反复屈伸，即勾脚趾和伸展脚趾的运动。

④术后4~6周：由医者或家人辅助下进行踝关节被动活动角度练习，石膏去除后或护具摘除下缓慢进行踝关节背屈和跖屈练习（勾脚和绷脚练习），每天每方向一次，缓慢牵拉至微痛范围。被动关节活动练习后即刻冰敷20分钟。相邻肌肉力量可增加抗阻伸膝练习：坐于床边，膝关节屈膝，踝关节护具保护，主动伸直膝关节至微痛范围内维持5秒后放松。

（二）中期阶段（术后6~12周）

重点为踝关节全范围主被动活动度练习，增强踝关节肌力练习，负重练习（脚着地），步行练习。

1.被动活动度练习

进行辅助下被动踝关节背屈和跖屈练习逐步与健侧活动度相同。辅助下被动踝关节内翻和外翻，石膏去除后或护具摘除下缓慢进行踝内翻和外翻练习，每天每方向一次，缓慢牵拉至微痛范围处保持30秒。随时间逐步与健侧活动度相同。被动关节活动练习后请即刻冰敷20分钟。如关节肿胀明显，可将背屈和外翻上午练习，跖屈和内翻下午练习，防止过度刺激。

2.主动活动度练习

踝关节主动背屈、跖屈、内翻、外翻各个方向进行微痛范围内活动，极限处保持5秒后放松。尝试主动抓握毛巾训练：毛巾铺于床面，足部踩踏在毛巾一

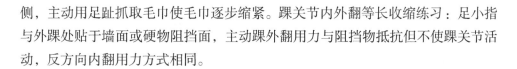

侧，主动用足趾抓取毛巾使毛巾逐步缩紧。踝关节内外翻等长收缩练习：足小指与外踝处贴于墙面或硬物阻挡面，主动踝外翻用力与阻挡物抵抗但不使踝关节活动，反方向内翻用力方式相同。

3.负重练习

患者健侧脚踏在硬物上，患侧脚踏在体重秤上，硬物高度与体重秤高度相同，身体重心倾向于患侧，患侧足部踩在体重秤上，以体重10%的重量开始施压，随时间和患侧足踝疼痛可耐受范围逐渐增加，每周可增加10%体重压力直至最终达到患侧踝关节单腿站立。

4.步行练习

三点步态步行：负重练习后，患者尝试患侧足部与双拐同时着地，健侧腿离地摆动，交替步行。两点步态步行：当患侧负重练习超过体重50%，则健侧手持拐杖，开始尝试患侧足部与健侧手拐杖同时着地，健侧腿离地摆动，交替步行。

（三）恢复运动期（术后12周至术后半年）

重点为患侧踝关节全范围主动活动，踝关节及其相邻肌群的肌力恢复，日常步行和运动。踝关节被动全范围活动：自行进行被动踝关节全范围活动度练习，角度与健侧相同。

踝关节力量训练：抗阻踝背屈练习：足背部缚弹力带，主动背屈，弹力带拉力方向与背屈方向相反。抗阻踝跖屈练习：足底部缚弹力带，主动跖屈，弹力带拉力方向与跖屈方向相反。单腿蹦跳练习：单腿静蹲稳定时，可尝试一步向前跨越患侧单脚落地，距离根据自身水平调整，随稳定性提高，跨跳距离越大，落地时保持身体稳定。术后3个月至半年需根据医生复查情况，开始日常运动，早期可尝试快慢走交替运动、游泳、水下行走或跳跃等运动。

第五节 跟腱断裂

跟腱如果被过度拉伸，即会发生跟腱断裂，一般可分为急性断裂和慢性断裂。伴随着人们运动量的减少和对竞技运动的热衷，跟腱断裂的发生率越来越高。急性断裂通常发生在进行娱乐竞技活动的20～40岁的职业白领男性。

一、损伤原因与机制

大多数损伤发生在变速、爆发力、跳跃比较多的持拍项目或是各种球类运动中。跟腱急性断裂的另一个常见原因是创伤，比如从高处跌落、从楼梯上摔下或失足跌入坑内。

二、症状与体征

① 疼痛：疼痛程度取决于跟腱及周围组织的损伤程度和患者的疼痛忍受程度。

② 出血和肿胀：跟腱断裂及周围组织损伤常伴有出血，当出血量多时可看到皮下淤血、青紫等，有时局部可摸到凹陷。

③ 活动障碍：患侧无法单腿站立或踮起脚尖，无法完成蹬地、跳跃等动作。急性不完全跟腱断裂，或陈旧性跟腱断裂延长愈合者，表现为行走无力，跑步时较吃力，这是跟腱被延长愈合的结果。单足提踵试验能完成，但明显吃力，也不能持久进行，其他试验均可呈阴性表现。急性跟腱断裂后立刻检查，可以看见并触到跟腱的断裂处。随着时间推移，伤处逐渐水肿，断裂的凹陷处逐渐消失，触诊感觉也不明显。

④ 撕裂声：在损伤当时伤者可听到肌腱断裂的声响。

⑤ 单足提踵试验：患者单足直立，令其提踵，正常人可轻松完成这个动作，跟腱断裂后则无法完成。此试验假阴性很少出现，但由于踝关节或小腿其他疾病的抑制作用，可造成假阳性。

⑥ 小腿挤捏试验：患者俯卧位，踝关节悬在床外，医者稍用力挤捏患肢小腿后群肌肉。如果跟腱与腓肠肌相连，踝关节就会跖屈；如果跟腱已经断裂，这种现象就会减弱或消失，但有时由于足底的屈肌收缩可造成假阴性。排除假阴性表现的方法是：踝关节跖屈是否与挤捏小腿腓肠肌同时发生；患侧踝关节跖屈幅度明显较健侧小。

⑦ 超声波和核磁共振：可协助诊断 MRI 多用矢状面，T1 加权呈中等强度的信号，T2 加权呈高信号，而不完全断裂可见条状高信号。

三、评定

① 关节活动度的评定：见本章第四节。

②疼痛的评定：运用视觉模拟评分法（VAS）对疼痛程度进行量化评定。

③肌力的评定：采用徒手肌力评定法（MMT）对患肢和受累关节周围肌群的肌力进行评定。

④日常生活活动能力的评定：采用改良 Barthel 指数评定。

⑤平衡能力的评定：采用 Berg 平衡量表进行评定。

四、康复治疗

（一）术后康复治疗

1.第一阶段（术后第 1~6 周）

（1）目标

①保护修复的跟腱；②控制水肿和疼痛；③减少瘢痕形成；④改善背屈活动度到中立位（0 度）；⑤增加下肢近端各组肌力到 5 级；⑥医生指导下的渐进性负重；⑦独立完成家庭训练计划。

（2）治疗措施

①医生指导下使用腋杖或手杖时，穿戴带轮盘固定下渐进负重；②主动踝背屈、跖屈、内翻、外翻；③推拿瘢痕；④关节松动；⑤近端肌力练习；⑥物理治疗；⑦冷疗。

2.第二阶段（术后第 6~12 周）

（1）目标

①恢复正常步态；②恢复足够的功能性关节活动度，以满足正常步态（踝背屈 15 度）及上台阶的要求（踝背伸 25 度）；③恢复踝背屈、内翻和外翻肌力到正常的 5 级。

（2）治疗措施

①在保护下可耐受负重到完全负重练习步态，无痛时则可脱拐；②水下踏车系统练习步态；③鞋内足跟垫帮助恢复正常步态；④关节活动度练习：膝屈曲 90 度位渐进性抗阻踝跖屈、背屈练习，膝伸直 0 度位渐进性抗阻踝跖屈、背屈练习，脚踏多轴装置上描绘字母，倒走踏车，向前上台阶练习，自行车练习，主动踝关节背屈、跖屈、内翻、外翻练习；⑤本体感觉训练；⑥等长、等张肌力练习：

踝内翻、外翻，用屈腿装置和膝伸直位脚踏装置进行屈肌力练习；⑦物理治疗；⑧瘢痕推拿。

3. 第三阶段（术后第12～20周）

（1）目标

①恢复全范围主动关节活动度；②肌力到正常；③恢复正常的平衡能力；④恢复无痛的功能性活动。

（2）治疗措施

①下台阶练习；②等张、等速的内翻、外翻练习；③固定自行车、训练阶梯、Versa攀梯练习；④本体感觉训练：本体感觉平板、泡沫滚筒、弹簧垫；⑤加强跖屈渐进性抗阻练习（强调离心运动）；⑥亚极量专项运动技能练习；⑦下肢近端肌力练习（渐进性抗阻练习）；⑧水下踏车系统跑步练习；⑨向前下台阶练习。

4. 第四阶段（术后第20～28周）

（1）目标

①能够自如地在踏车上完成前向跑步活动；②等速测定平均峰值力矩达到75%；③能够满足日常生活活动所需的最大肌力；④恢复无限制的功能性活动；⑤能无恐惧状态下完成更高水平的体育活动。

（2）治疗措施

①开始踏车上前向跑步练习；②等速评定和训练；③继续下肢肌力和柔韧性练习；④干扰下高级本体感觉训练；⑤轻度的功能往复运动（双脚跳跃练习）；⑥继续加强跖屈渐进性抗阻练习（强调离心运动）；⑦亚极量的体育技能练习；⑧继续自行车、训练阶梯、Versa攀梯练习；⑨继续加强下肢近端肌力练习（渐进性抗阻练习）。

5. 第五阶段（术后第28周～1年）

（1）目标

①无恐惧地进行体育运动；②能够满足个人体育活动所需的最大肌力和柔韧性；③垂直跳跃评定患肢达健侧的85%；④等速肌力测定患肢达健侧的85%（跖屈、背屈、内翻、外翻）。

（2）治疗措施

①更高级的功能训练和灵活性练习；②功能往复运动；③体育专项练习；④等速评定；⑤功能性评定，如垂直跳跃评定。

（二）非手术治疗康复方案

1. 伤后 0~4 周

①活动足趾练习；

②直抬腿高练习。

根据损伤特点，为使跟腱可以愈合牢固，石膏托一般需戴6~8周。固定期间未经医生许可只能进行上述练习，盲目活动很可能造成损伤。

2. 伤后 4 周

① 开始踝关节主动屈伸练习；

② 开始膝关节屈伸练习；

③ 开始腿部肌力练习；

④ 开始踝关节被动屈伸练习。

专业医生复查后，于4周左右时将石膏托去短至膝关节以下。除练习时取下，其余时间必须佩戴。

3. 伤后 8 周

① 以硬纸板剪成鞋后跟大小，垫在鞋后跟内约3厘米左右，开始扶拐行走；

② 开始前、后、侧向跨步练习；

③ 开始静蹲练习；

④ 抗阻勾脚：抗橡皮筋阻力完成勾脚；

⑤ 抗阻绷脚：抗橡皮筋阻力完成绷脚。

去除石膏后托，开始穿垫高后跟的鞋逐渐负重和恢复行走。

4. 伤后 12 周

① 力求达到正常步态行走；

② 继续加强踝关节周围肌肉力量；

③强化下肢肌力，开始患侧单膝蹲起练习；

④有条件可以使用固定自行车练习，无负荷至轻负荷，跟腱处不得有明显牵拉感；

⑤3个月开始提踵练习；

⑥3个月后可以开始由慢走过渡至快走练习；

⑦术后6月开始恢复运动。

第六节　跟腱炎

跟腱炎主要是由于跟腱反复剧烈拉伸引起的慢性炎症。过度拉伸会造成跟腱纤维轻微撕裂，在反复损伤和愈合的过程中跟腱的弹性逐渐减弱，甚至在内部形成钙化和骨化结构，跟腱硬化增粗。由于跟腱在跳跃或跑步时承受的负荷增加，因此田径、跳高、跳远、篮球、足球的运动员或爱好者易发本病。

一、损伤原因与机制

运动前没充分做准备活动，运动强度突然增加，容易拉伤跟腱，引起急性跟腱炎；鞋子不合脚、运动场所地面过硬，跟腱不能有效缓解应力，会加重跟腱的损伤；扁平足、过度肥胖、小腿肌肉无力、小腿肌肉僵硬或紧绷的人群，在运动时跟腱的负荷加重，日久会诱发跟腱炎；跟骨处骨质增生形成骨刺，运动时会加重跟腱的损伤。另外，跟腱炎还可能与性别、遗传性胶原异常、自身免疫异常、神经功能不全等因素有关。

二、症状与体征

（一）急性期

①患者发病前多有运动过度的跟腱损伤史。

②跟腱疼痛：按压时疼痛明显，在进行跑跳、行走等脚跟受力活动时加剧，跟腱损伤严重的患者可因剧烈疼痛而无法行走。

③跟腱肿胀：跟腱周围组织明显红肿，跟腱两侧增粗。

（二）慢性期

① 无明显跟腱损伤史。

② 跟腱疼痛：通常在晨起时出现疼痛，轻微运动后症状改善，在进行上楼、爬坡等踝关节伸屈活动或运动增加时症状再次加重。

③ 跟腱僵硬：跟腱两侧肌肉绷紧、僵硬。

④ 影像学检查：早期的跟腱腱病 X 线上未有明显发现，严重的可发现跟骨止点处的骨刺。钙化性跟腱腱病在 X 线上可以看到明显的钙化灶。核磁共振（MRI）和 B 超检查可以较清晰地显示跟腱组织水肿、排列紊乱，以及细小的钙化点。

三、评定

① 肌张力评定：检查应在膝关节伸、屈位进行，前足位于外展、内收位。

② 关节活动度测量：测量踝关节背屈、跖屈、内翻、外翻活动度。

③ 肌力的评定：采用徒手肌力评定法（MMT）对患肢和受累关节周围肌群的肌力进行评定。

④ 疼痛的评定：运用视觉模拟评分法（VAS）对疼痛程度进行量化评定。

⑤ 日常生活活动能力的评定：采用改良 Barthel 指数评定。

⑥ 平衡能力的评定：采用 Berg 平衡量表进行评定。

四、康复治疗

（一）保守治疗

① 牵拉训练：患者仰卧位，医者将患者脚掌往身体方向压，直到感觉跟腱受牵拉后继续保持 10 秒，每天 3 组，每组 20 次。

② 小腿肌群拉伸训练：患者站立位，面对墙面，后侧腿膝关节伸直，足跟接触地面，前侧脚膝关节屈曲，身体向前推墙面，感受小腿三头肌的拉伸感。一次 30～60 秒，共 3～5 次。

③ 比目鱼肌的伸展：患者站立位，后侧腿膝盖弯曲，将身体靠向墙面，伸展 30～60 秒，共 3～5 次。

④ 侧卧抬腿：侧卧，将上面的腿向上抬起，维持 5～10 秒，共 10～20 次。

⑤ 小腿肌群的等长训练：患者站立位，逐渐抬起足跟。持续该体位 5～10 秒，然后逐渐放下，20 次为 1 组，要求慢起慢落。建议将身体的重量放在受伤侧脚。

⑥ 小腿三头肌的离心训练：患者先站立于台阶上，脚趾着力于台阶上，脚跟离开台阶，慢慢放下脚跟，使其低于台阶，离心运动使脚跟下沉，当小腿有轻微的拉伸感时，慢慢回到起始位置。每组 10～15 次，每天 2～4 组。开始时是双脚训练，好转后改为单脚训练。

⑦ 体外冲击波：仰卧位，固定患肢，使跟腱处于拉伸位，强度为 2 巴，频率为 8 赫兹，痛点周围 3 平方厘米，每个部位 1000 次，每周 2 次，2 周为 1 疗程。

⑧ 艾灸治疗：选用太溪穴和昆仑穴，点燃艾条，距离穴位 3 厘米处施灸，以局部皮肤红晕有温热感为佳，每穴灸 20 分钟，每周 2 次，2 周为 1 疗程。

（二）手术治疗

如果非手术治疗 6 个月后疼痛仍未缓解，考虑通过手术减轻跟腱炎。手术的具体类型取决于肌腱炎的位置和肌腱损伤的程度，术后应积极进行康复。

1. 术后第一天

活动足趾：用力、缓慢、尽可能大范围地活动足趾，但绝对不可引起踝关节活动，每组 5 分钟，每小时 1 组。股四头肌（大腿前侧肌群）等长练习：大腿肌肉绷紧及放松，在不增加疼痛的前提下尽可能多做。

2. 术后 2 天至 4 周

持续以上练习，并开始尝试抬腿：腿抬高至足跟离床 15 厘米处，保持至力竭，每组 10 次，每天 2～3 组。

3. 术后 4～12 周

① "滚筒"练习：选一实心圆筒（如酒瓶、易拉罐等），反复练习不超过 5 分钟。

② 膝关节伸直练习（俯卧悬吊）：于足跟处垫枕，使患腿完全离开床面，放松肌肉使膝关节自然伸展。每次 30 分钟，每天 1 次。

③ 被动跟腱牵拉练习：患肢屈膝位，用双手握住患侧脚掌，以轻柔力量向内牵拉，每次 1～2 分钟，间隔 5 秒，每组 3～5 次，每天 1～2 组，此项练习中，跟腱的牵拉感应控制在中等程度，即牵拉感较明显但是能够承受。

④ 术后 10 周，静蹲练习，加强腿部力量。练习抗阻勾脚及绷脚，此项练习过程中，注意不可感到跟腱有牵拉感。

4. 术后 3 个月

可进行部分负重训练。

① 固定自行车练习：由无负荷至轻负荷，跟腱处不得有明显牵拉感。每次 20 分钟，每天 1～2 次。开始练习时，自行车的脚踏要置于足弓以后，不可以脚掌发力。

② 提踵练习：双脚提踵逐渐过渡到单脚提踵（不少于术后 5 个月）。用脚尖站立，包括双足分立与肩同宽，足尖正向前；"外八字"站立；"内八字"站立三种姿势。每次 2 分钟，休息 5 秒，每组 10 次，每天 2～3 组。

③ 行走：时间为 10 分钟，每 3 天增加 5 分钟，如有疼痛不适，可以减量。

④ 前后、侧向跨步练习：跨步幅度不能过大，跟腱处不能有过分的牵拉感，根据自身练习情况逐渐快走—慢跑—快跑—跳。

⑤ 如恢复较好，10 个月后可以开始进行专项练习。

第七节　踝关节韧带损伤

踝关节周围的韧带有内侧韧带、外侧韧带和下胫腓连结的韧带。踝内侧副韧带，强韧，呈三角形，故又称三角韧带。起自内踝尖，从后向前分别分为：胫距后韧带、跟胫韧带、胫舟韧带和距胫前韧带。三角韧带的功能是防止足跟外翻、距骨异常外翻及前后错动。除前部纤维外，还可限制足的背伸。而前部纤维则有限制足的过度跖屈功能。踝的外侧韧带有 3 条，由后向前分别为：距腓后韧带、跟腓韧带和距腓前韧带（图 8-1），有限制足的过度跖屈及内翻的功能。下胫腓连结的韧带主要有两条：胫腓前韧带和胫腓后韧带连结胫腓。踝关节韧带损伤在日常生活和体育运动中非常多见，发病率在各关节韧带损伤中占首位。

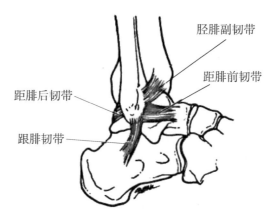

图 8-1　踝关节外侧韧带和胫腓
前韧带

（引自 Bucholz RW, Heckman JD. Rockwood & Green's Fractures in Aduts,5th ed. Philadephia:
Lippincott Williams & Wilkins, 2001）

一、损伤原因与机制

　　踝的旋后损伤（踝外侧韧带损伤）：踝的旋后动作是踝足关节的联合动作，包括距小腿关节跖屈、跟距和距舟关节的内翻以及前足的内收。在临床上踝的旋后损伤较之旋前损伤更为常见，其原因主要有：①外踝较内踝长 0.5 厘米；②内侧三角韧带较外侧 3 条韧带坚韧；③距骨体前宽后窄，当跖屈时，关节不稳，允许较大的侧向和内旋；④旋后的肌群，远比旋前的肌肉群有力。

　　在踝旋后位受伤时，距腓前韧带首当其冲。力量再大则跟腓韧带甚至距腓后韧带亦相继受伤，有时还可同时损伤内侧的距胫前韧带。当踝关节位于踝骨中间和外侧时，因为踝关节骨向外侧强有力的位置改变而发生。运动员腾空后，由于足的屈肌力量大于伸肌，所以在空中足呈自然跖屈状态，处于内翻位置，而落地时以脚外侧着地，所以容易造成踝关节内翻位损伤。

　　踝的旋前损伤（三角韧带损伤）：踝的旋前动作包括距小腿关节背伸，足外展、跟距关节和距舟关节外翻的联合动作。主要损伤内侧三角韧带。踝的旋前损伤较旋后损伤少见，但一旦损伤造成三角韧带断裂，一般都有一定程度的踝关节不稳，且常合并下胫腓连结分离和腓骨下端骨折。踝关节韧带损伤，轻者韧带部分撕裂或韧带附着处骨膜撕裂，骨膜下出血。重者，韧带完全断裂，常伴有撕脱骨折或距骨半脱位。距腓前韧带断裂时，常有关节囊和关节滑膜的撕裂，关节积血。踝关节内侧韧带损伤较少，其机制为突然外翻引起。如果落地姿势不正确，身体重心继续向足内侧偏。使踝关节突然外翻，从而导致损伤。内外侧韧带损伤个人原因是落地、踩他人脚上、冲撞、准备活动不充分。

二、症状与体征

（一）疼痛

损伤局部疼痛明显，活动时加剧，受伤侧往往压痛明显。外侧副韧带损伤时，伴有踝关节前外侧的压痛，跟腓韧带的上、下止点处压痛，韧带在断裂处压痛点明显。踝前抽屉试验阳性，踝内翻应力试验阳性。外侧副韧带损伤时往往合并有内踝疼痛。胫腓下联合韧带损伤时压痛位于踝关节前上方偏外侧，距骨侧搬试验阳性，往往合并有距腓前韧带损伤或三角韧带损伤。内侧副韧带损伤时，疼痛及压痛往往位于踝关节的内侧，踝外翻应力试验阳性。

（二）肿胀

踝关节韧带损伤后，踝关节往往出现肿胀，尤以受伤侧更为明显，由于韧带损伤时，往往伴有皮下软组织的损伤以及毛细血管的断裂，因此伤侧可出现皮下瘀斑以及青紫等。

（三）功能障碍

踝关节韧带损伤后，由于局部疼痛或者合并有骨折及脱位而致踝关节活动障碍。

（四）压痛

局部有明显压痛。距腓前韧带伤，压痛点在外踝前下方；跟腓韧带伤，压痛点在外踝尖偏后下约 1 厘米处；三角韧带损伤，压痛点在内踝前下方或内踝尖下方。

（五）踝旋后试验和旋前试验

被动将踝足旋后或旋前时，踝的外侧或内侧相应损伤部位出现疼痛。如果在旋后动作时，内侧出现疼痛，应注意寻找是否有副舟骨损伤或内侧距胫前韧带损伤。

（六）距小腿关节前抽屉试验

检查者一手握小腿，另一手握足跟在踝稍跖屈位，使距骨向前错动，如果有距骨前移位，说明有距腓前韧带和跟腓韧带断裂。

（七）X线摄片检查

① 平片：踝部正侧位片，可区别骨折、脱位或韧带损伤。

② 踝关节造影，如造影剂从关节内漏至外侧皮下，说明有距腓前韧带断裂；而漏至内侧皮下，则可能为内侧三角韧带断裂。

（八）MRI检查

对软组织有较高的分辨率，可较好地区分韧带部分撕裂和全部断裂。

三、评定

① 关节活动度的测量：用量角器测量踝关节跖屈背屈活动度、距下关节活动度（踝关节内、外翻）。

② 肌力评定：采用徒手肌力评定法（MMT）对患肢和受累关节周围肌群的肌力进行评定。

③ 疼痛评定：运用视觉模拟评分法（VAS）对疼痛程度进行量化评定。

④ 步行能力评定：观察踝关节是否有跖屈、背屈及内外翻情况，足跖屈动作是否充分。观察步行周期中何时出现疼痛。

四、康复治疗

（一）保守治疗

1.踝关节急性单纯扭伤和韧带轻度撕裂的康复

（1）早期康复

原则：防止进一步损伤；控制出血；减轻急性炎症反应以减轻肿胀、疼痛和对局部组织的损害；预防肌肉和软组织僵硬；维持肌肉功能。

方法：①为降低毛细血管压和减轻充血及促进静脉和淋巴回流，可用ICE

法，即冰敷、内外踝垫棉垫后用弹性绷带加压包扎、抬高患肢；②当肿胀控制后可局部用超短波微热量、冷热交替浴；③外敷活血化瘀中药；④为减轻韧带张力应持续应用踝周支持带；⑤可用手杖取三点部分负重步态行走；⑥为预防功能不全可进行主被动活动；⑦在不增加受损韧带张力的情况下，进行踝周肌肉等长练习以维持肌肉和血管功能。

（2）恢复期康复

原则：恢复运动觉和本体觉机制，运动再教育；改善关节和软组织活动，增强肌力，功能重建，防止肿胀复发和再次损伤。

方法：①强度适中的踝关节活动，脚趾活动使关节与韧带得到充分的活动，防止关节产生废用性萎缩与功能障碍，防止韧带、皮下组织、皮肤产生粘连。②力量锻炼可进一步牵动韧带，防止韧带挛缩，恢复关节活动度与肌肉力量。③1周后可去除手杖，增加负重、关节活动范围和肌力练习。④在恢复正常关节活动范围、肌力以及肿胀消除前，应继续使用踝支持带以增进本体反馈和保护关节。⑤愈合的韧带完全成熟并耐受正常应力须6周左右。为刺激胶原纤维成熟，防止粘连和按应力方向排列，可采取功能性活动，如直线匀速跑、"8"字形跑和跑动中的急停训练。⑥关节活动范围受限时可用关节松动术和推拿。⑦后期应行平衡技能的训练以促进正常的保护反射机制。可单足站立，从平地到粗糙地面，最后到半球形的平衡板上。⑧对运动员这些如能较好完成后，可恢复到正常的训练和比赛中，但要使用支持带以保护韧带。⑨恢复期还可使用超声波、音频和热水浴。

2. 踝关节韧带严重撕裂和完全断裂的康复

踝关节韧带严重撕裂和完全断裂时，有手术和非手术疗法。前者是将断端缝合后外固定6~8周。非手术疗法主张单纯外固定6~8周后开始功能训练或经短期制动后，在支持带保护下尽早开始。手术虽可恢复韧带的稳定性，但因术后粘连和固定而导致的并发症将明显影响功能恢复。非手术治疗中早期锻炼的效果优于长期固定者，两者对踝关节功能的机械稳定性也无明显差别。使用手杖和支持带最短不少于2~3周。对此类损伤的训练进度和量应作调整。

3. 陈旧性踝韧带断裂合并踝关节不稳的康复

练习时必须以黏膏支持带保护踝关节。应特别注意提足跟及屈踝的力量练习。较轻的病例多能保持正常的训练。较重反复扭伤的病例即为踝关节不稳，多需将松弛的韧带紧缩或重建。

4.慢性损伤康复

多见于距腓前韧带，发生原因是：损伤韧带愈合时与周围组织发生粘连，并在应力作用下产生撕裂导致新的损伤，如此反复进行，产生肿痛及关节活动度受限；长期关节制动减弱了反射性肌肉保护收缩稳定性，使关节易受损伤；距腓前和跟腓韧带同时断裂并伴广泛的关节囊撕裂时，将导致明显关节失稳，而不能完成某些功能性的活动。

①物理因子治疗：根据病情不同应用高频电、超声和热水浴。

②推拿疗法：患者仰卧位，医者以拇指及大鱼际按揉损伤局部，按揉力量宜小不宜大，按揉的顺序为从远端至近端，从损伤的周围至损伤的局部；在患处涂少量按摩乳，做指摩法，然后从远端向近端做推法；医者一手托足跟，另一手握足背，进行环旋摇动，以不痛为度。

③强化的肌力与平衡训练，如负重提踵，足尖走跳等以增强腓骨长短肌及第三腓骨肌肌力。

④关节松动术：做距小腿关节的关节牵引、向背侧滑动和向腹侧滑动，做远端胫腓关节的向前和向后滑动。

（二）踝关节内外侧韧带断裂重建术后康复

踝关节内、外侧副韧带损伤的机制不同，但手术的方式和临床处理及愈合恢复过程基本相同。因损伤严重程度和手术方式选择不同，各项练习开始的时机和练习的量和强度不同。

1.术后1天

①活动足趾：用力、缓慢、尽可能大范围地活动足趾，但绝对不可能引起踝关节活动。5分钟为1组，每天1小时。

②股四头肌（大腿前侧肌群）等长收缩练习：大腿肌肉绷紧及放松，在不增加疼痛的前提下尽可能多做，每天大于500次。

2.术后2~3周

①继续以上练习，可扶双拐、脚不着地，但只是如厕等必要的日常生活。

② 开始抬腿练习：每组 30 次，组间休息 30 秒，连续练习 4～6 组，每天 2～3 次。练习时有可能因石膏托过重无法完成。

③ 逐渐开始腿部肌力练习：目的是恢复石膏固定期萎缩的大腿肌肉。练习腿部绝对力量，选用中等负荷（完成 20 次动作即感疲劳的负荷量），每组 20 次，连续练习 2～4 组，组间休息 60 秒，至疲劳为止。

3. 术后 4～6 周

扫描二维码
观看视频

① 开始踝关节主动屈伸练习：缓慢、用力、最大限度地绷脚尖和勾脚尖（必须在无痛或微痛范围内。因早期组织愈合尚不够坚固，过度牵拉可能造成不良后果），每次 10～15 分钟，每天 2 次。可在练习前热水泡脚 20～30 分钟，以提高组织温度，改善延展性，加强练习效果。

② 被动踝关节屈伸练习：逐渐加力并增大活动度，每次 10～15 分钟，每天 2 次。活动度练习应循序渐进，在 1～2 个月内使踝关节的活动度达到与健侧相同。

③ 关节松动术：做距小腿关节的关节牵引、向背侧滑动、向腹侧滑动。

④ 可扶单拐、脚着地行走，开始负重及重心转移练习，使患腿逐渐负重，每次 5～10 分钟，每天 2 次。训练 2 周左右力求达到正常步态行走。

⑤ 开始静蹲练习：加强腿部力量，以强化下肢功能和控制能力，每次 2 分钟，休息 5 秒，每组 10 次，每天 2～3 组。

⑥ 抗阻"勾脚"练习：对抗橡皮筋阻力完成"勾脚"动作（脚尖向上勾的动作），每组 30 次，组间休息 30 秒，连续练习 4～6 组，每天 2～3 次。

⑦ 抗阻"绷脚"练习：对抗橡皮筋阻力完成"绷脚"动作（脚尖向下踩的动作），每组 30 次，组间休息 30 秒，连续练习 4～6 组，每天 2～3 次。

⑧ 开始踝关节及下肢功能练习：前向跨步练习，力量增强后可双手提重物作为负荷或在踝关节处加沙袋作为负荷以强化练习，每组 20 次，组间间隔 30 秒，连续练习 2～4 组，每天 2～3 次。要求动作缓慢，控制上体不晃动。

⑨ 后向跨步练习：力量增强后可双手提重物作为负荷或在踝关节处加沙袋作为负荷以强化练习，每组 20 次，组间间隔 30 秒，连续练习 2～4 组，每天 2～3 次。要求动作缓慢，控制上体不晃动。

⑩ 侧向跨步练习：力量增强后可双手提重物作为负荷或在踝关节处加沙袋作为负荷以强化练习，每组 20 次，组间间隔 30 秒，连续练习 2～4 组，每天 2～3 次。要求动作缓慢，控制上体不晃动。

4. 手术 6~8 周后

经专业医师复查评定认为韧带愈合良好，可逐渐恢复运动。

①踝关节内外翻活动度练习：缓慢、用力、最大限度内外翻踝关节。必须在无痛或微痛范围内，并逐渐增加角度和活动度（因组织愈合尚不够坚固，过度牵拉可能造成不良后果）。每次 10~15 分钟，每天 2 次。可在练习前后热水泡脚 20~30 分钟，以提高组织温度，改善延展性，加强练习效果。

②全面恢复踝关节肌力和控制力：提踵练习，即用脚尖站立，每次 2 分钟，休息 5 秒，每组 10 次，每天 2~3 组。

③坐位垂腿"勾脚"练习：对抗沙袋等重物的重量完成动作，每组 30 次，组间休息 30 秒，连续练习 4~6 组，每天 2~3 次。

④抗阻内外翻练习：抗橡皮筋阻力完成动作，每组 30 次，组间休息 30 秒，连续练习 4~6 组，每天 2~3 次。

⑤强化下肢功能：保护下全蹲，双腿平均分配体重，尽可能使臀部触及足跟，每次 3~5 分钟，每天 1~2 次。

⑥开始单腿蹲起练习：要求动作缓慢，控制上体不晃动。必要时可双手提重物以增加练习难度，每次 3~5 分钟，每天 1~2 次。

⑦台阶前向下练习：力量增强后可双手提重物作为负荷或在踝关节处加沙袋作为负荷以强化练习，每组 20 次，组间间隔 30 秒，连续练习 2~4 组，每天 2~3 次。要求动作缓慢，控制上体不晃动。

第八节　足底筋膜炎

足底筋膜炎主要是由于长时间走路或跑步，使足底筋膜或肌肉长期处于高负荷工作的状态，对足底筋膜（跖腱膜）组织及其止点造成反复牵拉损伤（多次的微损伤），足弓结构或生物力学异常引起足底筋膜跟骨结节附着处的反复微损伤导致的慢性无菌性炎症。

一、损伤原因与机制

足底筋膜炎是指足底筋膜部位出现炎性水肿和增生，通常与长时间站立、走路过多或者短时间内进行大量运动有一定关系。除此之外患者的鞋子如果不舒适，也会导致足底筋膜炎的发生。部分患者先天性足弓发育异常，或者有高足弓以及平足的情况，也有可能容易发生足底筋膜炎。

二、症状与体征

慢性足底筋膜炎的突出症状是足跟前内侧局部锐痛，疼痛部位较为固定，通常表现为足跟或足底靠近足跟处的疼痛，单侧多见。疼痛在患者早晨起床后迈出前几步时最为明显，也可在长时间休息后站起时发生，适当推拿理疗或休息后，疼痛会减轻或者消失。运动后疼痛比运动中明显。长时间行走或跑步、大运动量、赤足行走、用足尖行走或上楼等动作也可诱发疼痛。足跟痛常影响人们的生活，使生活质量下降。足底筋膜炎相关的神经感觉异常相对少见，患者可出现整个足底内侧的紧张（足底筋膜整体张力增加）。

X线检查：可显示足跟部软组织钙化或跟骨前部产生骨赘，即跟骨骨刺。有无跟骨骨刺的发现，对足底筋膜炎的诊断没有帮助。

三、评定

① 关节活动度的测量：用量角器测量踝关节跖屈背屈活动度、距下关节活动度（踝关节内、外翻）。

② 肌力评定：采用徒手肌力评定法（MMT）对患肢和受累关节周围肌群的肌力进行评定。

③ 疼痛评定：运用视觉模拟评分法（VAS）对疼痛程度进行量化评定。

④ 步行能力评定：观察踝关节是否有跖屈、背伸及内外翻情况，足跖屈动作是否充分。观察步行周期中何时出现疼痛。

四、康复治疗

扫描二维码
观看视频

（一）足底筋膜的拉伸

通过拉伸的方法来缓解足底筋膜的紧张。具体操作方式为：首先坐在椅子上，像跷二郎腿一样将需要拉伸的脚跷在另一条腿上，用手握住全部脚趾并向足背方向牵引，此时可感受到足底的张力，保持15秒后可短暂休息，重复2~3次。

此外，还可通过脚趾抓毛巾的方法达到足底筋膜的放松。具体操作为：坐在板凳上，膝关节弯曲90度，脚底放一条毛巾，脚尖向下，脚跟离开地面，利用脚趾将毛巾抓起，但要防止膝盖或者脚踝的移动，每次 3 分钟，重复 1～2 次。

（二）穿着功能矫形鞋垫

日常行走、运动均可穿着矫形鞋垫，因功能矫形鞋垫是根据每个人不同的足底形态和足弓特殊的生理弯曲而制作的，将行走或运动时的足底的压力均匀分布到脚掌，因此可以达到放松足底肌肉和减轻足底筋膜张力、促进炎症的消散吸收的作用，从而达到减轻疼痛，恢复正常功能的目的。

（三）足弓支撑鞋垫

使用带有足弓支撑的鞋垫可均匀分散患者足底压力，可在下肢负重时有效降低足底筋膜所受的拉力，进而减少反复牵拉对足底筋膜的伤害。

（四）伸展运动

① 靠着墙壁把上臂向前张开到肩膀的高度，用手掌压着墙，当弯曲一侧膝盖往墙壁推时，保持另一膝盖伸直；而在弯曲膝盖慢慢地向前靠时，尝试保持后跟平贴在地上，在感觉到跟腱和脚弓有拉张时，保持这一姿势 10 秒，然后放松、直立。

② 向前靠在固定物体上，慢慢蹲下，保持两后跟贴在地上。当你感觉跟腱和脚弓将要上升离开地面且肌肉充分拉张时，保持这一姿势 10 秒，然后直立，可反复练习。

③ 在楼梯的最底阶用前脚平衡站着，慢慢降低后跟，直到患者开始感到小腿肌肉拉伸，保持这一姿势 10 秒，然后站起来，并且重复动作。

（五）体外冲击波治疗

患者仰卧位，放松下肢，充分暴露治疗部位，强度 2 巴，频率 8 赫兹，在痛点周围 3 平方厘米范围，每个痛点冲击 1000 次，每周 1 次。

（六）封闭注射

患者仰卧位，在超声引导下确定穿刺安全路径，使穿刺针准确到达跟骨内结节最大压痛处的足底筋膜并进行注射，注射液为 2% 的利多卡因和复方倍他米松注射液。

第九节 足球踝

足球踝又称"踝关节撞击性骨疣""踝关节创伤性骨关节炎"，是指踝关节胫骨前唇与距骨颈骨赘相互撞击引起踝关节前方增生、畸形的综合征。常见于足球、体操、滑雪项目运动员。

一、损伤原因与机制

足球踝的发生机制尚有争议，有以下几种认识：①运动员在踢球时，踝关节过度跖屈，牵拉关节囊前侧，导致关节囊及韧带损伤性钙化；②运动员踝关节过度背伸，使胫骨下唇与距骨颈部重复撞击，形成骨唇或骨疣，并认为骨疣的形成与关节囊和附近的韧带无关；③与运动中踝关节姿势不正确，致使踢球过程中软骨遭受不断累积的破坏性应力有关；④撞击性骨疣形成的主要原因，是过度的跖屈及长期的暴力冲击，损伤了踝关节的软骨和韧带，致使关节活动长期不稳定，最终导致关节退化性病变的产生；⑤由于不合槽的踝关节活动会撞击踝关节胫骨关节面，造成关节软骨面损伤，损伤的累积会造成关节的退行性改变。

二、症状与体征

早期为活动时疼痛，以后即使休息时也发生疼痛。疼痛部位踝前居多，正脚背踢球、急跑和跳跃时会产生疼痛。随着骨赘增生、滑膜囊增厚及游离体形成，关节活动受限日渐明显，直至关节活动度明显减少。有时还可感觉到关节面的摩擦音，主要为粗糙的关节面和肥厚的滑膜或游离体摩擦所致。

体征：关节轻度肿胀、压痛、摩擦感和摩擦音，关节间隙减小，偶可扪及游离体。

X线片：在早期，可以看到胫骨远端的前表面出现骨膜粗糙。后期可以观察到胫骨前表面出现向前伸展的骨桥以及距骨颈向后延伸的类似的骨桥。

三、评定

① 关节活动度的测量：用量角器测量踝关节跖屈背屈活动度、距下关节活动度（踝关节内、外翻）。

② 肌力评定：采用徒手肌力评定法（MMT）对患肢和受累关节周围肌群的肌

力进行评定。

③疼痛评定：运用视觉模拟评分法（VAS）对疼痛程度进行量化评定。

④步行能力评定：观察踝关节是否有跖屈、背屈及内外翻情况，足跟离动作是否充分。观察步行周期中何时出现疼痛，踝关节骨性关节炎患者常会因受力疼痛而出现疼痛步态，患者为避免疼痛通常会尽量减少活动，为了减少疼痛关节所承受的压力，疼痛侧下肢站立相时间明显缩短；行走迈步相中减少下肢运动范围或减慢下肢摆动速度，健侧步幅缩短，跨步长缩短，步速下降。

四、康复治疗

（一）保守治疗

1. 推拿

常用的推拿方法有摩、揉、推压、弹拨、摇晃等，于踝关节周围及小腿、跟腱部采用一般手法，配合指针点按解溪、丘墟、太溪、足三里、商丘、悬钟、行间等穴，后期加踝关节被动屈伸、内外翻、绕环等手法。推拿中注意开始阶段不宜采用可引起疼痛加重的手法。

2. 药物治疗

外敷当归、黄芪、鸡血藤、紫河车、牛膝、白芨、骨碎补，内服劳损丸。短期口服非甾体抗炎药物。

3. 理疗

常见理疗方法有超短波、醋疗或离子导入、激光等。其中以超短波疗法较常用且疗效较好。超短波疗法：患者仰卧位，采用对置法，无热或微热，10～15分钟，每天1次，10天为1疗程。

4. 关节内或痛点局部封闭

关节内或痛点局部封闭，但对治疗次数须严格控制，不宜过多，一般以2周一次为限。一般人群和运动员都可进行封闭治疗。

5.提高足跟

足跟的小幅度提高，通常是 1 厘米或更少，可以减少踝关节前方的负荷，在软组织或者骨性撞击的患者中均可减轻症状。但是，一旦不再提高足跟，疼痛很快复发。

6.关节活动度训练

① 开始踝关节主动屈伸练习：缓慢、用力、最大限度地绷脚尖和勾脚尖（必须在无痛或微痛范围内。因早期组织愈合尚不够坚固，过度牵拉可能造成不良后果），每次 10～15 分钟，每天 2 次。可在练习前热水泡脚 20～30 分钟，以提高组织温度改善延展性，加强练习效果。

② 被动踝关节屈伸练习：逐渐加力并增大活动度，每次 10～15 分钟，每天 2次。活动度练习应循序渐进，在 1～2 个月内使踝关节的活动度达到与健侧相同。

③ 关节松动术：做距小腿关节的关节牵引、向背侧滑动、向腹侧滑动。

7.肌力练习

① 全面恢复踝关节肌力和控制力：提踵练习，即用脚尖站立，每次 2 分钟，休息 5 秒，每组 10 次，每天 2～3 组。

② 坐位垂腿"勾脚"练习：对抗沙袋等重物的重量为阻力完成动作，每组 30 次，组间休息 30 秒，连续练习 4～6 组，每天 2～3 次。

③ 抗阻内外翻练习：抗橡皮筋阻力完成动作，每组 30 次，组间休息 30 秒，连续练习 4～6 组，每天 2～3 次。

④ 抗阻踝背屈练习：足背部缚弹力带，主动背屈，弹力带拉力方向与背屈方向相反。

⑤ 抗阻踝跖屈练习：足底部缚弹力带，主动跖屈，弹力带拉力方向与跖屈方向相反。

（二）手术治疗

在非手术治疗无效的时候，可以考虑手术治疗。根据患者的治疗目标不同，手术方式不同。切除关节内的骨赘和异常软组织已经被证明预后良好。

① 术后 2 周内：术后数小时后即可进行患肢的静力性收缩练习；第 2 周开始

髋、膝关节的被动活动。

　②术后2~4周：进行患侧踝关节的不负重关节活动，先主动后被动。

　③术后5~12周：下地行走练习；踝关节的主动和被动活动；腓骨肌、跖肌和腓肠肌的力量练习。

REFERENCES

主要参考文献

［1］陈孝平，汪建平，赵继宗. 外科学［M］. 9版. 北京：人民卫生出版社，2018.

［2］田伟. 积水潭实用骨科学［M］. 2版. 北京：人民卫生出版社，2016.

［3］恽晓平. 康复疗法评定学［M］. 北京：华夏出版社，2005.

［4］邹克扬，贾敏. 运动医学［M］. 北京：北京师范大学出版社，2010.

［5］滕良珠，孙为群. 颅脑损伤诊疗手册［M］. 济南：山东科学技术出版社，2000.

［6］胥少汀，葛宝丰，徐印坎. 实用骨科学［M］. 4版. 北京：人民军医出版社，2012.

［7］曲绵域，于长隆. 实用运动医学［M］. 4版. 北京：北京大学医学出版社，2003.

［8］亓建洪，周军，陈世益. 运动创伤学［M］. 北京：高等教育出版社，2020.

［9］唐佩福，王岩，卢世璧. 坎贝尔骨科手术学［M］. 13版. 北京：北京大学医学出版社，2018.

［10］陈文华. 软组织贴扎技术临床应用精要——肌内效贴即学即用图谱［M］. 上海：上海浦江教育出版社，2012.

［11］黄涛. 运动损伤的治疗与康复［M］. 北京：北京体育大学出版社，2016.

［12］纪树荣. 运动疗法技术学［M］. 2版. 北京：华夏出版社，2015.

［13］杨毓华，王友和. 中西医临床骨伤科学［M］. 北京：中国中医药出版社，1998.

［14］王予彬，王惠芳. 运动损伤康复治疗学［M］. 北京：科学出版社，2019.

［15］岳寿伟. 肌肉骨骼康复学［M］. 3版. 北京：人民卫生出版社，2020.

［16］王国祥，王琳. 运动损伤与康复［M］. 北京：高等教育出版社，2019.

［17］杨忠伟，李豪杰. 运动伤害防护与急救［M］. 北京：高等教育出版社，2015.

［18］于天源. 按摩推拿学［M］. 3版. 北京：中国协和医科大学出版社，2012.

［19］王安利. 运动医学［M］. 北京：人民体育出版社，2008.

［20］王于领. 治疗性运动实验手册［M］. 广州：中山大学出版社，2020.

［21］燕铁斌. 骨科康复评定与治疗技术［M］. 3 版. 北京：人民军医出版社，2011.

［22］王安利. 运动康复技术［M］. 北京：北京体育大学出版社，2017.

［23］钱菁华. 功能康复训练［M］. 北京：北京体育大学出版社，2016.

［24］Mark D.Miller，Jon K.Sekiya. 运动医学 骨科核心知识［M］. 邱贵兴，译. 北京：人民卫生出版社，2009.

［25］张津沁，黄鹏. 运动康复在运动性脑震荡的应用［J］. 当代体育科技，2020，10（5）：13-15.

［26］孙群志，胡世亮，左鲁玉，等. 运动员重返赛场：模型、评价与应用［J］. 成都体育学院学报，2021，47（3）：86-93.

［27］鹿义红. 物理康复联合心理护理对脑震荡后综合征患者的影响研究［J］. 现代医药卫生，2021，37（4）：658-660.

［28］蔡亚飞，洪毅，王方永，等. 挥鞭样损伤的研究进展［J］. 中国康复理论与实践，2019，25（3）：324-329.

［29］沈茂荣，陈劲，谢富荣. 手法治疗斜角肌损伤 48 例［J］. 广西中医药，2002，25（1）：25-26.

［30］庄泽敏. 精灸天鼎穴配合推拿治疗前斜角肌综合征的临床疗效观察［D］. 广州：广州中医药大学，2018.

［31］孙嬛，闫明亮，吴敬. 整脊手法配合皮三针治疗头颈夹肌损伤临床研究［J］. 河南中医，2014，34（4）：666-667.

［32］万甜，洪小燕，洪昆达，等. 督脉悬灸配合颈部核心肌肉训练治疗颈型颈椎病 31 例［J］. 福建中医药，2021，52（2）：53-55.

［33］赖艺伟，林石明. 中医药治疗肩袖损伤研究进展［J］. 甘肃医药，2021，40（2）111-113，116.

［34］龚显玉，袁晓芳，谈笑，等. 高能量激光联合冲击波治疗肱骨外上髁炎的疗效观察［J］. 中国康复，2020，35（10）：532-534.

［35］黎维燊，季一超，刘阳，等. 腕部肌腱滑动训练联合超声治疗对早期腕管综合征的疗效观察［J］. 浙江医学，2021，43（6）：635-638.

［36］樊晨，孙海燕，唐金树，等. 运动机能贴布结合 maitland 手法治疗 IIB 型三角纤维软骨复合体损伤的疗效观察［J］. 中国骨与关节杂志，2020，9（7）：542-546.

［37］杨天颖，何澎，朱恪材. 浮针联合肌肉力量训练治疗桡骨茎突狭窄性腱鞘炎临床观察［J］. 实用中医药杂志，2021，37（1）：114-115.

［38］曹必伟，罗昱君，吴术喜．推拿联合冲击波治疗桡骨茎突狭窄性腱鞘炎的临床研究［J］．中国继续医学教育，12（31）：155-158．

［39］周谋望，岳寿伟，何成奇，等．"腰椎间盘突出症的康复治疗"中国专家共识［J］．中国康复医学杂志，2017，32（2）：130-135．

［40］朱蓉雪，姜迎萍．梨状肌损伤综合征中医治疗进展概况［J］．新疆中医药，2018，36（5）：99-100．

［41］樊家锋．针刺加手法治疗髂胫束综合征23例的疗效观察［J］．中国实用医药，2010，5（6）：96-97．

［42］罗磊．PNF牵伸术治疗运动员髌腱腱围炎的疗效观察［J］．北京体育大学学报，2015，38（1）：63-67．

［43］许华，刘世同．体外冲击波治疗运动员髌腱腱围炎与髌腱末端疾病疗效探讨［J］．实用医技杂志，2010，17（12）：1152-1153．

［44］孙鹏．水中运动疗法对髌腱腱围炎患者康复作用研究［J］．福建体育科技，2016，35（5）：37-39．

［45］朱艳娜，柳玉鹏，范小艺，等．体外冲击波联合康复训练治疗髌骨软化症疗效观察［J］．康复学报，2020，30（4）：312-316，322．

［46］张娟，王懿，周谋望，等．低强度聚焦超声波结合运动治疗髌骨软化症的临床疗效［J］．首都体育学院学报，2020，32（4）：379-384．

［47］张挥武，刘蓓，赵大仁，等．中药外敷结合运动疗法治疗膝关节内侧副韧带损伤的临床疗效观察［J］．中国运动医学杂志，2020，39（7）：531-534．

［48］桂昕，梁育磊，柯丽，等．艾灸联合体外冲击波治疗军事训练伤所致跟腱炎的临床研究［J］．颈腰痛杂志，2021，42（1）：52-54，58．

［49］江海，于瑜，刘志成，等．体外冲击波与注射皮质激素治疗足底筋膜炎：足底压力及步态分析比较［J］．中国组织工程研究，2021，25（21）：3286-3291．

［50］赵航，李慧，李骥．"足球踝"的治疗与康复［J］．冰雪运动，2005，（5）：42-44，60．